Doris Grablowitz

ÄSTHETISCHE MEDIZIN HEUTE

Die Krone der Schönheit

NORKA Verlag

Impressum:

Herausgeber: NORKA Buch- und Zeitungsverlag Ges.m.b.H.
Wienerstraße 106, 3400 Klosterneuburg
Tel: 02243/28518, Fax: 02243/25082, E-mail: multimedia@norka.at
Medieninhaber und Verleger: NORKA Buch- und Zeitungsverlag Ges.m.b.H.
Autorin: Dr. med. Doris Grablowitz
Layout und Lithos: Farbsatz Ges.m.b.H., 1210 Wien
Coverfoto: Peter Korrak, www.korrak.com, Thomas Minarik (Frisur), Penelope (Make up)
Bildnachweise: Siehe Anmerkungen bei den einzelnen Fotos
Verlags- und Herstellungsort: Wien-Klosterneuburg
Printed in Italy
ISBN 3-85050-504-9

danksagung

Meinen besonderen Dank möchte ich dem Herausgeber der „Kronenzeitung“ Herrn Hans Dichand aussprechen, der mir mit großer Erfahrung, wertvollen Hinweisen, und verständnisvoller Kritik immer wieder Ansporn zur Weiterarbeit in der Serie „Krone der Schönheit" gegeben hat und mich letztendlich auch zur Abfassung dieses Buches motivierte.

Ich bedanke mich bei meiner ganzen Familie, dass sie meiner zeitraubenden Arbeit am Buch so viel Verständnis entgegengebracht hat, und mir jederzeit mit Rat und Tat zur Seite gestanden ist.

Dank gebührt meinem Assistenen-Team, das mich sogar in der Freizeit unermüdlich unterstützt und entlastet hat.

Dr. Doris Grablowitz

Inhalt

II. Teil

Der Körper

III. Teil

Männer und die Schönheit

IV. Teil

Grenzen und Gefahren

Anhang

vorwort
Was ist Schönheit?

GERÜCHTE

„Wenn man einmal mit den Schönheitseingriffen begonnen hat, kann man nicht mehr aufhören". FALSCH: Man will nicht mehr aufhören.

Auch wenn wir es noch so abstreiten: Bildung, Intelligenz und Humor verlieren an Wichtigkeit, wenn die Schönheit ins Spiel kommt.

Auf die Frage: „Was ist Schönheit?", würde wohl jeder etwas anderes antworten.

Denn Schönheit liegt, wie ein altes Sprichwort sagt, immer im Auge des Betrachters. Ist es Ebenmäßigkeit, sind es perfekte Formen oder ist es strahlendes Aussehen voll Vitalität?

Für meinen vierzehnjährigen Sohn ist es: „Jung, sexy und knackig". „Danke, kleiner Verräter, Deine Mutter ist weit über 40, also für Dich fast schon im Greisenalter, auf Schönheit hat sie nach Deiner Meinung kein Recht mehr".

Für den chinesischen Hochadel im 12. Jahrhundert waren es zusammengepresste Lotusfüßchen, was wir heute als Verstümmelung bezeichnen würden.

Für birmesische Frauen sind es Halsringe, die ihre Hälse „schön lang" ziehen sollen. Sie ihnen abnehmen heißt, ihnen das Genick zu brechen.

Bei manchen afrikanischen Völkern ist es Brauch, Mädchen mit immer größeren Lippenscheiben zu schmücken, die ihnen das Sprechen schließlich fast unmöglich macht.

Für Rubens waren es mollige Üppigkeiten, für die siebziger Jahre abgemagerte Twiggymodelle. Haben zu Zeiten Greta Garbos nur winzige Nasen oder Stupsnasen als Schönheitsideal gegolten, so sind heute schöne Charakternasen, die, wie bei Penélope Cruz fast bis zur Oberlippe reichen, hochmodern.

Sehen Sie da eine Übereinstimmung? Nein. Es gibt keine einheitliche Definition für Schönheit, sie hat aber immer eine große Rolle gespielt. Zu allen Zeiten und in allen Kulturen haben Frauen UND Männer der Schönheit unvorstellbare Opfer gebracht. Schöne Menschen waren immer bevorzugt, und so war das Streben nach Schönheit eine logische Folgerung. Und so ist es auch noch heute: Zeigen Sie mir den Firmenchef, der bei gleichen Zeugnissen die hässliche, bebrillte, mausgraue Bewerberin der langbeinigen hübschen Blondine vorzieht.

Also ist das Leben ungerecht, wenn Sie nicht zu den „Schönen“ gehören? Weit gefehlt, ich verrate Ihnen ein Geheimnis aus meiner jahrelangen Praxis.

Sitzen Patienten vor mir, mit den sogenannten „perfekten Formen“, wunderschöne Männer oder Frauen, so sind diese oft erstaunlich unglücklich, finden keine beständigen Partner, sind rastlos und frustriert. Ob es damit zusammenhängt, dass sie von klein auf durch ihr Aussehen immer bevorzugt und verwöhnt wurden, viel zu wenig um etwas kämpfen mussten, sei dahingestellt. Dagegen können Menschen sehr interessant wirken, die nicht perfekt aussehen, aber gerade durch gewisse

TIPPS

Jeder Mensch hat etwas ganz besonderes an sich. Finden Sie Ihren Vorteil heraus, und lernen Sie, ihn in den Mittelpunkt zu stellen und Ihre Persönlichkeit damit besser zu präsentieren.

WARNUNG

Lassen Sie sich weder vom Freund einen größeren Busen einreden, noch von der Freundin zu einem gemeinsamen Lifting überreden, wenn Sie es selbst nicht für notwenig empfinden. Das eigene Gefühl ist oft der beste Führer.

Unregelmäßigkeiten im Gesicht oder der Figur faszinieren und mit einem von innen leuchtenden Selbstbewusstsein persönliche Schönheit ausstrahlen.

Die Aufgabe eines guten Schönheitsarztes ist es also nicht, einem Schönheitsideal hinterher zu laufen und jedem Patienten die gleiche Einheitsnase zu verpassen, sondern die Vorteile eines Patienten, wie besonders große Augen, oder eine schöne Gesichtsform, hervorzuheben, und kleinere oder größere Makel zu verstecken oder zu beseitigen. Es geht auch nicht darum, jede winzige Falte zu glätten, um sich mit maskenhaften Pfirsichgesichtern ein Stück der verlorenen Jugend zurückzuholen, sondern durch Verbesserung des Aussehens das Selbstbewusstsein, und damit die eigene Persönlichkeit zu stärken.

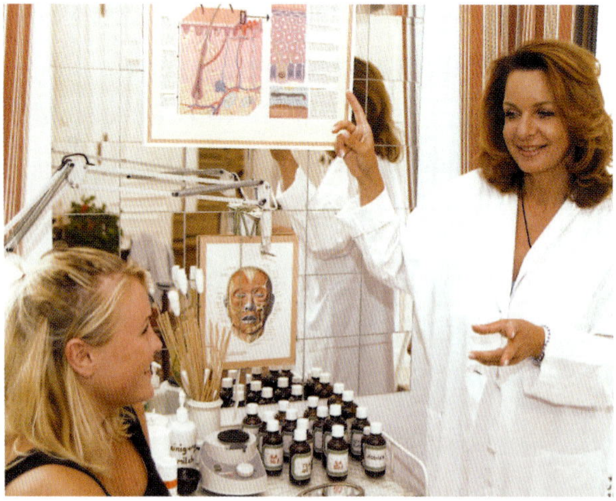

Foto/Korrak: Ordination Dr. Doris Grablowitz

Bei der „Erstordination“ werden sämtliche Probleme des Patienten gemeinsam besprochen.

Manchmal können Augenfalten einen fröhlichen Charakter hervorheben, manchmal wirkt ein Gesicht durch zu starke Krähenfüße aber auch verhärmt und älter. Da die meisten Menschen im richtigen Einschätzen ihres Äußeren eher befangen sind, ist es auch hier die Aufgabe des ästhetischen Arztes mit Feingefühl und Geschmack den Patienten richtig zu beraten.

Wie oft habe ich bei meiner Pioniertätigkeit als Schönheitsärztin, im

zum Teil noch sehr konservativen Österreich, immer wieder die beiden stereotypen Sätze: „Man muss mit Falten würdig altern“ oder „wahre Schönheit kommt von innen“, gehört.
Wer in unserer modernen Zeit mit Falten altern möchte, der soll es bitte schön tun.
Wer aber ohne Zahnlücken, ohne schütteres Haar und traurig hängenden Mundwinkeln älter werden will, hat seine Würde deshalb keinesfalls verloren.
Dass wahre Schönheit von innen kommt, ist nach meiner Erfahrung nur die halbe Wahrheit. Ich bin der Ansicht, dass wahre Schönheit von innen UND von außen kommt. Und meine Aufgabe als Schönheitsärztin ist es, die äußere Schönheit meiner Patienten zu finden, sie zu unterstreichen und zu erhalten.

Dr. Doris Grablowitz

faltenwahn oder moderner fortschritt

GERÜCHTE

„Botulinum Toxin ist das Schlangengift der Kobra". FALSCH. Botulinum Toxin ist das Toxin eines Bakteriums, genannt Clostridium botulinum, in der Natur sehr giftig, in der Medizin seit Jahrzehnten ursprünglich als Heilmittel gegen Schielen und Muskelkrämpfe eingesetzt, später auch gegen Falten.

„Niemand weiß, welche Folgen Botox-Injektionen nach 20 Jahren haben können".

FALSCH. Wir wissen es. Botulinum Toxin wird beim Menschen schon seit 1982 erfolgreich eingesetzt.

In der heutigen Zeit sollten moderne Schönheitsverfahren dazu dienen, kleine ästhetische Mängel mit sowenig Aufwand und Nebenwirkung wie möglich zu beheben. Wer sich von der Modeindustrie und den von ihr propagierten Schönheitsidealen unter Druck setzen lässt, hat dies vor sich selber zu verantworten.

Je mehr das Thema „Schönheit" und „Schönheitseingriffe" in den Medien an Wichtigkeit gewinnt, desto mehr werden in letzter Zeit an zwei Fronten die Messer gewetzt: An der konservativ faltigen Seite und an der modernen glatten.

Vor 10, 15 Jahren standen die Österreicher der ästhetischen Medizin, unter dem Motto „man muss mit Falten alt werden" noch sehr kritisch gegenüber. In den letzten Jahren stieg die Akzeptanz für Schönheitseingriffe deutlich an, die Interessierten informierten sich, und das Thema wurde ohne großen Medienspektakel diskutiert und kritisiert. Von einem „Schönheitswahn“ waren wir meilenweit entfernt. Im Gegensatz zu Amerika, wo ich während meiner Ausbildungszeit wirkliche „Facelift-Masken“, „Gummibootlippen“ und andere Extreme kennengelernt habe, sind die Österreicher sehr bodenständig. Bis auf einige Ausnahmen wünschen sich fast alle meine Patienten nur unauffällige Veränderungen, sie wollen frischer und besser aussehen, aber legen kaum Wert darauf, alle Falten auf einmal los zu werden. Wozu also die ganze Aufregung? Wer will, der kann, wer nicht, soll's lassen.

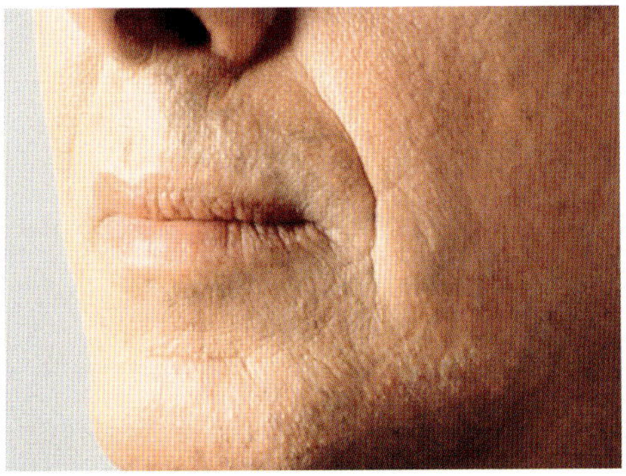

Vorher

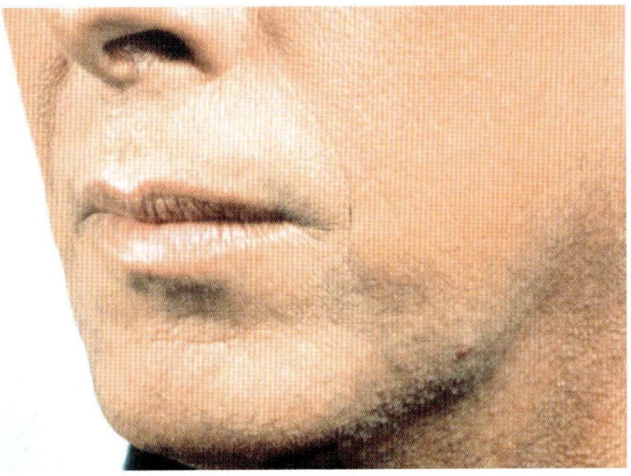

Nachher

Fotos: Ordination Dr. Doris Grablowitz

Niemand wird gezwungen sich „Verschönen“ zu lassen.
Jeder soll für sich entscheiden können, was er tun möchte. Dieser Patient wollte eine weichere Nasenlippenfalte.

Aber das Thema Schönheit beginnt europaweit immer mehr zu boomen, lockt Medien, gierige Mitmischer und Übertreibungen an die Front. Egal zu welchen Zeiten man durch die Fernsehprogramme surft, oder welche Illustrierte man aufschlägt, das Thema „Schönheits-Eingriffe“ steht im Mittelpunkt und steigert sich langsam zum Schönheitswahn. Selbst mir ist es zu viel. Bei Kaviarbrötchen und

TIPPS

Lassen Sie sich weder von intoleranten Faltenanhängern, noch von übertriebenen Schönheitsfanatikern eine Richtung aufzwingen. Ist das Thema für Sie interessant, bilden Sie auf seriöser Wissensgrundlage Ihre eigene Meinung, und entscheiden Sie selber, was richtig für Sie ist und was nicht.

Champagnerpartys Falten zu unterspritzen, oder 14-Jährigen im Fernsehen die Lippen aufzufüllen, muss jedem seriösen Arzt die Haare zu Berge stehen lassen. Ein Gerücht übertrift das andere, falsche Informationen, wie „Botulinum Toxin wird aus Kobragift gewonnen“, „alle Mädchen über 16 wollen Silikonbrüste“, und „jeder über 60 ist geliftet und schaut maskenartig aus“, sind an der Tagesordnung.

Auf jede Revolution folgt bekanntlich und geschichtlich immer eine Gegenrevolution. Die Faltenanhänger begannen ihre Messer zu wetzen, Schluss mit dem übertriebenen Jugendkult, ein Herz für das Altern! Und wer hat recht? All jene, die kampfbereit die Verjüngungswelle verteidigen, oder die Traditionellen, die jedem, der seine Falte nicht behalten will, mangelndes Selbstbewußtsein unterstellen?

Gar keiner. Denn die Wahrheit liegt bekanntlich in der Mitte. Alle extremen Reaktionen, wie himmelhochjauchzendes Idealisieren oder kompromissloses Verdammen einer Sache, beruhen auf nichts anderem als auf Halbwissen. Denn setzt man sich wirklich mit einem Thema auseinander und verfügt über seriöse Informationen, wird man bald erkennen, dass es überall Vor- und Nachteile gibt. Nichts ist wirklich nur perfekt oder nur abzulehnen.

Eine einschlägige Untersuchung der beiden britischen Psychologen Arline und John Ligget hat belegt, dass die Menschen jeder Epoche und jedes Kulturkreises ihren ganz speziellen „Schönheitsidealen“ nacheiferten, und diese sogar bei den Naturvölkern immer das genaue Gegenteil von Natürlichkeit waren. Und was für extreme, gesundheitsschädliche Prozeduren hat es früher gegeben! Z.B wurde im Rokoko Bleiweiß benutzt, um den Teint zu verschönern, im alten Rom ungelöschter Kalk, um Haare zu bleichen.

Wir sollten für die Entwicklungen auf dem Gebiet der Ästhetischen Medizin und Industrie dankbar sein, die fast jedem, der sich für

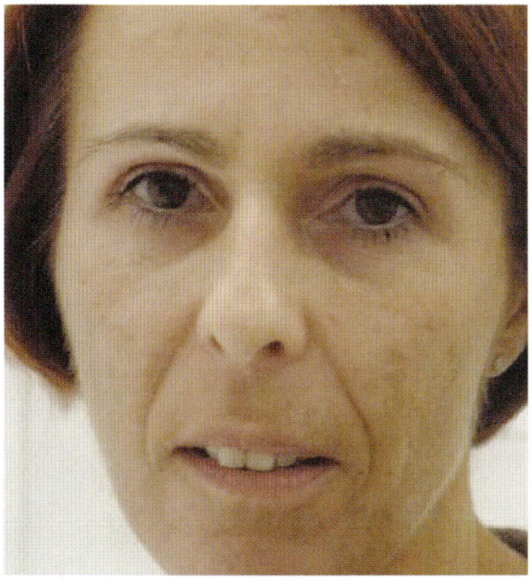

Vorher

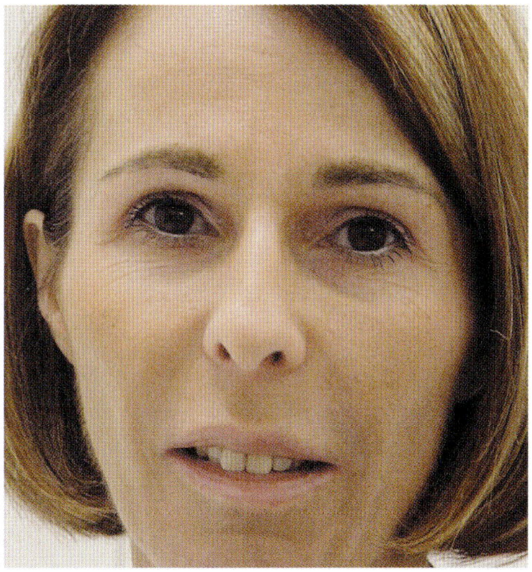

Nachher

ästhetische Eingriffe interessiert verschiedenste Möglichkeit bieten, etwas für sein Äußeres zu tun und mit deren Hilfe wir eine gewisse natürliche Schönheit erreichen können. Gleich, ob es sich nun um das Färben der Haare, um Zahnimplantate gegen Zahnlücken, oder um Falten im Gesicht handelt. Wie gesagt, wer will, der kann, wer nicht, soll's lassen und die persönliche Entscheidung der anderen tolerieren.

Foto: Ordination Dr. Doris Grablowitz

Durch verschiedene kleine Schönheitsbehandlungen hat die besonders sympathische Patientin ein ganz anderes Selbstbewusstsein erlangt.

PATIENTEN-BRIEFE

E. B. aus Bregenz
Ich bin 14 Jahre alt, genauso wie das Mädchen, dem ein Fersehdoktor die Lippen aufgespritzt hat. Wo kann ich mir das machen lassen und geht das auch ohne die Erlaubnis meiner Eltern?

DG
Ich kann Dir nur davon abraten. Mit 14 Jahren fühlt man sich zwar schon sehr erwachsen, aber Dein Gesicht und desssen Formen werden sich in den nächsten Jahren noch etwas verändern. Warte noch ein paar Jahre ab, bis Du Dich für diesen Eingriff entscheidest. In der Zwischenzeit kannst Du Dir einen Konturenstift in der natürlichen Farbe Deiner Lippen besorgen und die gewünschte Form nachziehen.

• • • • • • • • • • •

Fr. C. B.aus Linz
Ich habe kleine Brüste, die ich selbst ganz in Ordnung finde aber mein Freund meint, ich sollte sie mir vergrößern lassen. Meine Frage: Kann man eine Brustvergrößerung auch wieder rückgängig machen?

DG
Patienten erzählen mir immer wieder, dass sie sich die Brüste auf Wunsch ihres Partners vergrößern lassen wollen. Wenn Sie es selber

nicht für notwendig finden, kann ich Ihnen nur dringend davon abraten. Es ist IHR Körper mit dem Sie leben und den sie nicht auf Drängen eines anderen verändern sollten. Eine Rückgängigmachung ist mit einer neuen Operation selbstverständlich möglich, aber bedenken Sie, dass dies schon der zweite operative Eingriff wäre, und der Körper kein Kleid ist, das man nach Belieben einmal enger und einmal weiter nähen kann.

••••••••••

Feststellung von Anonym, Wien, aus 13. Bezirk
Wir sind eine Gruppe älterer Damen und empört über Ihre Arbeit. Wenn Sie glauben, dass man nur mit gelifteten Gesichtern und lächerlich aufgeblasenen Lippen durch das Leben gehen muss, sagen wir Ihnen: Wir finden diese verzerrten Fratzen grauenhaft. Die Frauen, die sich unterspritzen lassen, schauen wie Monster aus. Widerlich !!! Wir altern in Würde und haben Selbstbewusstsein und das nicht notwenig.

DG
Ich kann Sie beruhigen, ich finde aufgeblasene Lippen und maskenhaft gespannte Gesichter auch fürchterlich. Aber der Sinn der heutigen Schönheitseingriffe liegt darin, störende Aussehensfehler unauffällig zu beheben. Und gerade die Frauen und Männer, die sich trotz solch einschüchterner Meinungen, wie der Ihren, zum Schönheitsarzt trauen, zeigen sehr starkes Selbstbewusstsein.

cremige faltenglätter

GERÜCHTE

„Man kann medizinische Glycolsäurecremen nur kurzfristig verwenden, da die Haut sich schält, und immer dünner wird.“ FALSCH. Es schält sich nur die alte Haut, die neue Kollagenschichte macht die Haut fester und praller.

Zuckerrohrsäure-Cremes vom Arzt werden gegen faltige, fleckige Hände, alternde Haut im Gesicht und am gesamten Körper eingesetzt. Sie sind eine ideale Jungbrunnentherapie und zuhause durchführbar.

1972 machten zwei Amerikaner, Van Scott und Yu, eine sensationelle Entdeckung: Massiert man die Säure des Zuckerrohres (Glycolsäure) in die Haut ein, wird nicht nur die oberste Hautschichte geschält, sondern auch in den tieferen Schichten neues Kollagen gebildet.

Dieser Effekt wird durch die extrem kleinen Moleküle der Zuckerrohrsäure erzielt, die so winzig sind, dass sie bis in die tiefliegende Kollagenschicht vordringen, und dort neues Stützgewebe bilden.

Van Scott und Yu mussten zwar noch weitere 10 Jahre an ihrer Entdeckung arbeiten, aber als sie mit ihrem Wissen an die Öffentlichkeit gingen, war eine neue Schönheitsära geboren. Allerdings ganz neu war diese Art von Therapie nicht, denn die Dermatologen verwendeten schon lange vorher die bekannte Vitamin A-Säure, um die Hauterneuerung massiv anzuregen. Sie hat einen ähnlichen Effekt, allerdings mit erheblich mehr Nebenwirkungen. So kann im Gegensatz zur Vitamin A-Säure die Zuckerrohrsäure auch während der Schwangerschaft und in der Sonne aufgetragen werden und zeigt auch ohne störende massive Rötungen deutliche Erfolge.

Ein neuer Jungbrunnen war gefunden. Es galt: Weg mit der alten Haut, weg mit den Altersflecken und Falten, her mit der neuen Pfirsichglätte! Und das ohne Operation, nur mit der Creme im Badezimmer!

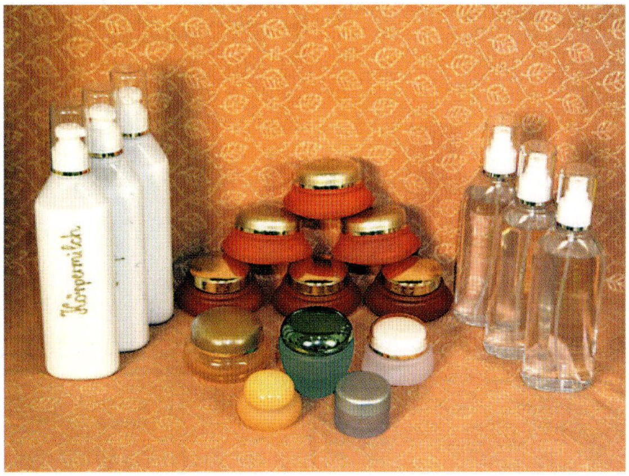

Foto/Korrak: Ordination Dr. Doris Grablowitz

Dadurch, dass österreichische Ärzte in ihrer Ausbildung rezeptieren gelernt haben, können die Apotheker nach ihren Rezepten alle gewünschten Zutaten in die glättenden Cremen mischen.

Aber so einfach war es nicht, vorerst entstand einmal ein riesiges Chaos. Denn zur gleichen Zeit, als die Ärzte in den USA ihre ersten starken medizinischen Cremen vorstellten, folgte sofort auch die Kosmetikindustrie dem neuen Trend und brachte eine Unzahl von Fruchtsäure-Pflegeprodukten auf den Markt. Doch für alle Produkte dieser Art, so unterschiedlich sie in Stärke, Zusammensetzung und natürlich vor allem in der Wirkung waren, gab es nur eine Bezeichnung: „AHA (Alpha-hydroxy-Säure)“ was zu unangenehmen Verwechslungen führte und auch oft zu enttäuschenden Ergebnissen. Eine kosmetische Creme konnte und durfte ja nie die starke Wirkung einer vom Arzt zusammengestellten speziellen Therapiecreme haben.

Die USA hatten noch ein zusätzliches Problem. Haben Sie jemals gehört,

TIPPS

Zu Beginn einer starken Crementherapie kann es manchmal zu Rötungen, vermehrtem Schuppen oder zartem Brennen kommen. Setzen sie Ihre Creme kurzfristig ab und verwenden Sie so lange ein beruhigendes Ersatzprodukt, bis sich die Haut wieder normalisiert hat. Die Nebenerscheinungen werden mit der Zeit immer geringer, bis sie gänzlich verschwinden, und Sie Ihre Säurecreme täglich auftragen können.

WARNUNG

Lassen Sie sich starke Glycolsäurecremen nicht von Laien mixen. Die Säure verträgt sich nicht mit allen Basiscremen oder Zusätzen. Dadurch kann es nicht nur zur Wirkungslosigkeit, sondern auch zu unangenehmen Nebenerscheinungen auf der Haut kommen.

dass eine Amerikanerin den Strudelteig mit der Hand selbst auszieht? Nein, sie kauft den fertigen Apfelstrudel aus der Tiefkühltruhe. Auch die amerikanischen Ärzte rezeptieren eigene Cremen kaum, sie halten sich mehr an Fertigprodukte. Die Drugstores (amerikanische Apotheken, Drogerien) wiederum haben selten die Möglichkeit zum Mischen und Anfertigen. So hat es einige Zeit gebraucht, bis manche Ärzte ihre eigene Serie aufgebaut haben, oder von pharmazeutischen Firmen für Arzt und Apotheke Produkte angeboten wurden, die zwar schwächer als die ärztlich rezeptierten, aber auch stärker als die kosmetischen waren (sind auch in Österreich erhältlich). Alle jene aber, die keinen spezialisierten Arzt fanden, pilgerten zu den Parfümerien und waren von der minimalen Wirkung der AHA-Kosmetika enttäuscht. Die Kosmetikgurus, die ohne ärztliche Beratung ein starkes medizinisches Produkt versuchen wollten, cremten die konzentrierte Glycolsäure unkontrolliert auf ihre Fältchen und waren entsetzt über die starken Nebenwirkungen.

Dieses Problem betraf die Österreicher nicht so sehr, da unsere Ärzte sehr gut rezeptieren und unsere Apotheker alle Rezepte mischen und selber herstellen können. Trotzdem kam es durch die unterschiedlichsten Prozentangaben der Säurekonzentrationen in den Cremen auch in Europa zu Mißverständnissen und Verwirrungen. Die Kosmetikfirmen rühmten sich mit AHA-Cremen von 20-30 Prozent Säureanteil, die Ärzte empfahlen ihren Patienten zum Start nur 3-5 prozentige.

Wie denn das?

Ganz einfach. Die Kosmetik verwendet Fruchtsäuren oder deren chemische Verwandte wie z.B. Apfelsäuren, Heidelbeer-, oder Zitronensäuren, die viel größere Moleküle besitzen und nicht so tief in die Haut eindringen können. So kommt eine 20-30 %ige Zitronensäure nie an die Wirkung einer „nur“ 3%igen Glycolsäure heran. Und steht einmal „30% Glycolsäure“ auf einer Packung, sagt das leider auch gar nichts aus. Sie könnte chemisch „gepuffert“ sein (d.h. in ihrer Wirkung eingeschränkt), und daher kaum einen Effekt haben. Und damit ist noch immer nicht Schluss mit den Verwechslungen. Zuckerrohrsäurekristalle sind mit Diamanten vergleichbar. Gott sei Dank nicht im Preis oder der Härte, aber es gibt lupenreine, teure Kristalle, und weniger wertvolle oder fertige Flüssigmischungen.

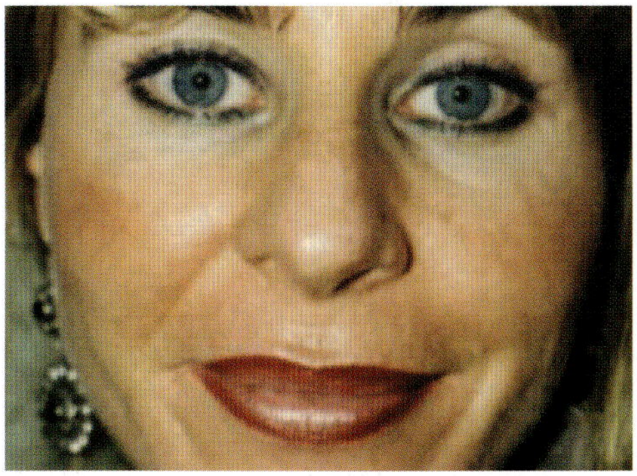

VORHER

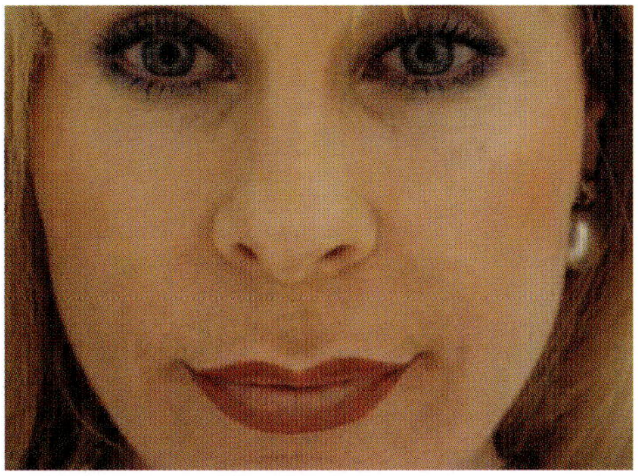

NACHHER

Fotos: Ordination Dr. Doris Grablowitz

Obwohl die sehr attraktive Patientin längere Zeit im Jahr im sonnigen Süden verbringt, ist ihre Haut durch Glycolsäurecremen glatter und schöner geworden.

Als wir die ersten Fernsehaufnahmen über Glycolsäure machten, bat ich den Apotheker um eine Handvoll Kristalle, um sie im TV zu zeigen. Sie wurden mit einem eigenem Träger in einer blauen Glasschüssel in die Ordination geschickt, mit der Bitte, nicht einen wertvollen Kristall zu verlieren.

So kam eines Tages ein Patient zu mir, der bereits ein paar Wochen starke AHA- Cremen verwendete. Die Haut sah unrein und sehr fleckig aus. Nachdem er auffallend wenig für seine Cremen bezahlt hatte, klärte sich der Irrtum rasch auf. Er hatte statt Zuckerrohrsäure die billige Zuckerrübensäure vom Lebensmittelmarkt in die Creme gemischt bekommen. Aber langsam hat sich die Situation beruhigt, und die Patienten, die seit Beginn der Jungbrunnenära ihre Cremen regelmäßig verwenden, können ein Loblied darauf singen. Denn wenn alle Faktoren stimmen, der aufgeklärte Patient seine Creme richtig und regelmäßig aufträgt, und die Säurekonzentration vom Arzt immer leicht gesteigert wird, dankt es die Haut mit einem frischen, glatten und faltenfreieren Aussehen.

PATIENTEN-BRIEFE

Fr. R. S. aus Wien

Seit meiner Schwangerschaft habe ich braune Flecken im Gesicht, besonders auf den Wangen, der Stirne und um den Mund. Ich sehe nicht nur fleckig, sondern wie schmutzig aus. Ich habe Zitronenbleiche verwendet, ohne Erfolg. Mein Hausarzt sagt, ich muß damit leben. Können Sie mir helfen?

DG

Sie müssen nur damit leben, wenn Sie nichts dagegen tun. Gegen Ihre Flecken (Melasmen) empfehle ich bleichende Spezielcremen vom Facharzt (kosmetische sind viel zu schwach) und eventuell 2-3 zarte Schälkuren, die vom Arzt ambulant durchgeführt werden. Damit können die braunen Flecken noch rascher und intensiver geschält werden. Aber bitte bedenken Sie: Auch wenn Ihre Haut wieder fleckenlos ist, die Anlage, Pigmentflecken zu entwickeln haben Sie nach wie vor. Sie kann durch hormonelle Schwankungen, die Pille, Antibiotika und verschiedene andere Medikamente verstärkt werden. Meiden Sie diese Risikofaktoren, und schützen Sie Ihre Haut im Sommer mit einem hohen Sonnenschutzfaktor.

•••••••••••

Fr. N. F. aus Linz
Ich habe vor 4 Wochen mit einer Fruchtsäurecreme-Behandlung bei einem Hautarzt begonnen. Ich wollte mein Hautbild verbessern und gegen die kleinen Fältchen vorrücken. Bis jetzt ist meine Haut aber nur schlechter geworden, brennt und schuppt stark. Als ich etwas herumgehört habe, haben mir viele anderen Frauen das gleiche erzählt. Ist das jetzt eine gute oder schlechte Therapie?

DG
Es ist sogar eine der besten Jungbrunnen-Therapien, die man zu Hause durchführen kann. Nur muss man es richtig machen. Ganz langsam, vorsichtig!! die Haut an die starken Cremen gewöhnen und vermehrt Feuchtigkeitscremes einsetzen. Kommt es zu einem Brennen oder Schälen der Haut, setzen Sie die Cremes für ein paar Tage ab. Nach ein paar Wochen hat sich die Haut an die Therapie gewöhnt und wird die ersten Erfolge zeigen.

entfaltung aus der nadel

einstieg für anfänger

GERÜCHTE

„1 Jahr nach dem Unterspritzen ist die Falte schlechter als vorher". FALSCH. Es braucht viele Jahre, bis sich eine Falte bildet. Unterspritzt man diese, ist sie sofort verschwunden, und der Patient gewöhnt sich schnell an das glattere Aussehen. Geht das Unterspritzungsmittel nach etwa einem Jahr zurück, ist die Falte wieder da. Dieses viel „schnellere Entstehen" der Falte lässt manchmal den falschen Schluss zu, dass die Falte viel größer geworden ist.

Patienten, die für ihr glattes Aussehen mehr als Masken, Schäl- und Hormonkuren einsetzen möchten, sollten mit Unterspritzungen von Füllsubstanzen beginnen.

Kennen Sie den Film mit Goldy Hawn, in dem sie auf einer Liege hingebungsvoll mit leicht geöffneten Lippen nach „mehr, noch mehr", lechzt? Der Zuschauer erwartet einen wunderschönen Jüngling, und freut sich auf die kommende Liebesszene. Aber die Liege steht in keinem romantischen Schlafzimmer, sondern in einer Arztpraxis, und was sie wirklich berührt, ist kein attraktiver Liebhaber, sondern eine große Eigenfettspritze, mit der ihr ein Schönheitschirurg die Lippen behandelt.

Für gewöhnlich wollen meine Patienten, die mich zum ersten Mal wegen Unterspritzungen aufsuchen, nicht „mehr", sondern eher weni-

ger. Und oft werde ich zu Beginn gefragt, ob es stimmt, dass man mit der Unterspritzung von Falten nicht mehr aufhören kann, wenn man einmal damit begonnen hat.
Es stimmt dann, wenn man das Wort „kann“ durch „möchte“ ersetzt. Denn wer einmal gesehen hat, wie rasch sich eine Falte durch Unterspritzungen glättet, möchte nie wieder sein faltiges Gesicht im Spiegel betrachten.
Unterspritzungssubstanzen sind die wichtigsten Grundbausteine der Ästhetischen Medizin. Für mich ist es immer wieder faszinierend zu sehen, wie innerhalb von Minuten ein schmales verhärmtes Gesicht durch ein paar „gewusst wo“ Einstiche einen weichen fröhliche Ausdruck bekommt. Alle Falten und Einsenkungen der Haut, sogar winzige Krähenfüße um die Augen, alte Aknenarben, Körpernarben, hängende Mundwinkel, schmale Lippen, eingesunkene Wangen, oder ein zu wenig ausgeprägtes Kinn - um nur einige Anwendungsgebiete zu nennen - lassen sich mit Füllsubstanzen innerhalb kürzester Zeit korrigieren.
Die Idee an sich ist uralt. So wurden im vorigen Jhdt. verschiedenste Stoffe, wie zerriebenes Porzellan, Kork, ja sogar Elfenbein verwendet,

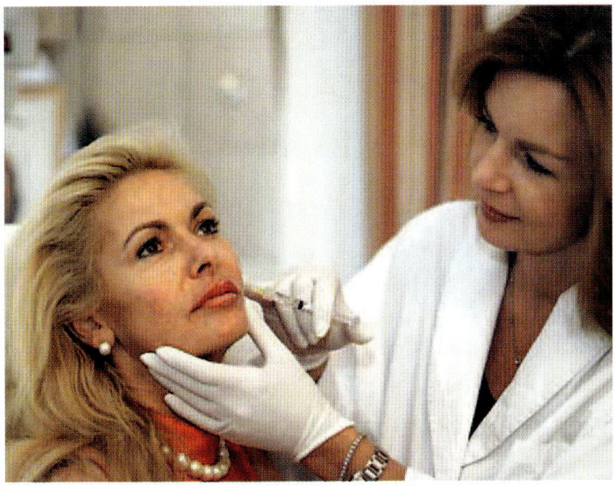

Foto/Korrak: Ordination Dr. Doris Grablowitz

Das Unterspritzen wird für gewöhnlich ohne lokale Betäubung durchgeführt. Nur sehr empfindliche Patienten benötigen ein Schmerzmittel.

TIPPS

Vereinbaren Sie nicht am gleichen Tag der Unterspritzungsbehandlung ein Treffen mit den kritischsten Freundinnen oder dem neuen Verehrer. Jede kleinste Injektion kann zarte Rötungen oder kleine Schwellungen hinterlassen, die aber normalerweise nach 1-2 Tagen gänzlich verschwunden sind.

um Defekte aufzufüllen. Vergleichsweise dazu bin ich sehr froh im 3. Jahrtausend zu leben, einer Zeit, in der die Schönheitsindustrie boomt, und in jedem Monat bessere und nebenwirkungsfreiere Produkte auf den Markt kommen. Trotzdem, oder gerade deshalb, ist es wichtig, einen professionellen Überblick zu behalten und das Unsinnige und vor allem Gefährliche abzulehnen.

Grundsätzlich unterscheiden wir fünf große Substanzgruppen zur Faltenunterspritzung: KOLLAGEN, HYALURON, EIGENFETT, SYNTHETISCHE Substanzen, wie Hydrogel, Acryl- oder Siliconpräparate und ANDERE, wie Zucker- oder Milchsäureprodukte

Hyalurone und Eigenfett sind dem Körper bekannt, weil sie als Stützgewebssubstanzen im Organismus vorhanden sind, und werden nach der Unterspritzung vom Körper auch sofort als eigene Substanz angesehen. Nur beim Kollagen ist es wichtig vor der Behandlung 2 Tests zu machen, weil manche Menschen auf Fremdeiweiß mit Allergien reagieren können.

Von jeder dieser Arten gibt es unterschiedliche Varianten, die verschieden lange im Gewebe eingelagert werden. Sogar zum Eigenfett kann man heute schon Fremdpartikelchen beimengen, damit der glättende Effekt länger anhält. Für gewöhnlich verbleiben Hyaluron- und Kollagenpräparate zwischen 1/2 Jahr bis zu 2 Jahren im Gewebe, mit Fixzusätzen wie Acrylpuderstaub mehrere Jahre. Milchsäureprodukte halten etwas länger an, wenn man sie konzentrierter verwendet sogar 2-3 Jahre. Eigenfett macht mit einer Haltbarkeit von 1/2 Jahr bis zu 4 Jahren seine eigenen Regeln, da es von Patient zu Patient anders reagiert. Die Ursache dafür scheint in der Verschiedenartigkeit des Eigenfettes, in der Art der Aufbewahrung, der Einspritzungstechnik, und der Anzahl der Einspritzungen (je mehr desto besser) zu liegen.

Viele Patienten haben Angst vor der Nadel und fragen mich nach dem Einstichschmerz. Mit gutem Gewissen kann ich versichern: Er ist minimal. Erinnern sie sich an das letzte Blutabnehmen, und ehrlich, hat der kleine Stich wirklich weh getan? Nur beim Lippenunterspritzen biete ich meinen Patienten eine Vereisungsspritze wie beim Zahnarzt an, die aber nur ganz selten benötigt wird.

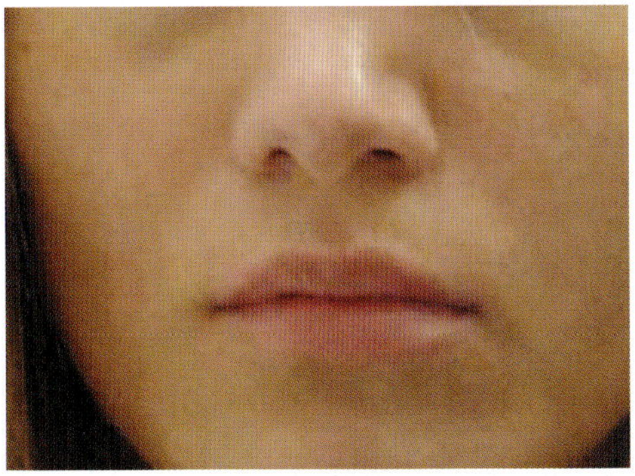

Vorher

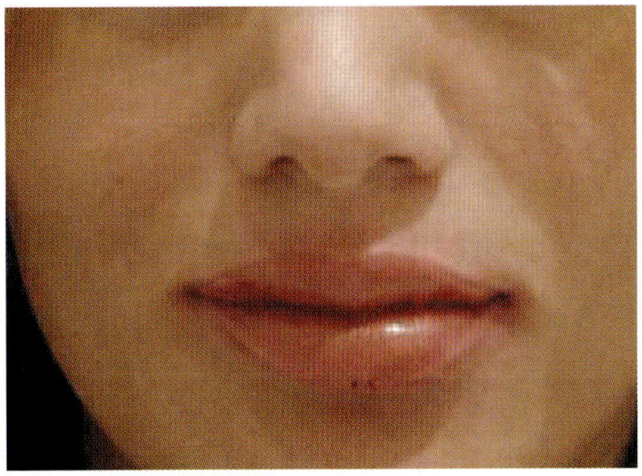

Nachher

Fotos: Ordination Dr. Doris Grablowitz

Lippen können innerhalb von einer Minute mit einer Füllsubstanz (hier mit Restylan) auf ein volleres Volumen aufgespritzt werden.

Die zweite Frage bezieht sich auf ein verändertes Aussehen nach der Unterspritzung. Bei einem erfahrenen Arzt brauchen Sie Verunstaltungen, wie Jochbögen in Apfelgröße, oder extrem aufgeblasenen Lippen nicht zu fürchten. Die abschreckende Promi-Beispiele aus der Presse werden immer wieder gezeigt, weil sie extrem selten vorkommen und so auffallend unnatürlich wirken. Im Vergleich dazu gibt es aber unzählige Frauen und Männer, die durch vollere Wangen jünger aussehen,

WARNUNG

Neuerdings schwappt eine Welle aus Deutschland zu uns, die durch eine Gesetzeslücke begünstigt, in unserem Nachbarland schon viele Prozesse ausgelöst hat: Die Unterspritzung durch Kosmetiker und Heilpraktiker. Diese können noch so geschickt im Handling sein, es sind keine ausgebildeten Ärzte. Nadeln, die eine Substanz in tiefere Hautschichten bringen, haben in ihren Händen nichts verloren.

oder niemand erkennt, dass bei schönen Lippen ohne Fältchen der Natur ein wenig nachgeholfen wurde.

In der Praxis stellt sich eher die Frage, wie viele Ampullen man sich leisten kann. Meistens verwendet der Behandler 1 - 2 Spritzen pro Sitzung. Würden Sie sich z.B. eine Lippe wünschen, wie sie die Begum (Frau von Aga Kahn) besitzt, so bräuchten Sie ca. 4 Ampullen, um ihr Ziel zu erreichen.

Die wirklichen Nebenwirkungen bei Unterspritzungen sind durch manchmal kurz auftretende Schwellungen oder blaue Flecken gegeben. Um dem vorzubeugen, bekommt der Patient vor und nach dem Eingriff Kühlbeutel auf die betreffenden Hautstellen aufgelegt. Patienten, die blutverdünnende Medikamente nehmen, müssen diese vor dem Unterspritzen nicht absetzten, sollen ihren Arzt aber darüber informieren. Kleine Blutergüsse lassen sich leicht mit stark deckendem Make-up kaschieren. Altes Make-up oder gebrauchte Puderquasten sind oft eine Brutstätten für Keime und sollten nach der Unterspritzung nicht verwendet werden. Sonst kann es zu Infektionen, Rötungen und Verhärtungen kommen. Patienten, die häufig unter Fieberbläschen leiden, können zur Vorbeugung vom Arzt Medikamente gegen Herpes verschrieben bekommen.

Welches Material für Sie das beste ist, wird Ihnen Ihr erfahrener Arzt sagen, nachdem Sie ihm Ihre Wünsche genau mitgeteilt haben. Er wird Sie vor der Behandlung durch fachliche Beratung genauestens darüber informieren, was möglich oder sinnvoll ist, ob für Sie mehrere kleinere Sitzungen günstiger sind, oder ob mit einem größeren Eingriff alles auf einmal aufgefüllt werden kann. Wie auch immer die Entscheidung fällt, das Resultat soll natürlich aussehen und dem Unterspritzten große Freude bereiten.

PATIENTEN-BRIEF

Frage von V. L. aus Berlin
Ich bin ein kompletter Angsthase, und falle in Ohmacht, wenn ich eine Nadel nur von weitem sehe. Ich würde aber so gerne zum Arzt gehen und mir meine stetig zunehmenden Gesichtsfalten unterspritzen lassen. Was würden Sie mir raten?

DG
Mit einem verständnisvollen Arzt an Ihrer Seite ist alles halb so schlimm. Zu Beginn sollten zwei Kollagen-Verträglichkeitstests gemacht werden. Die Tests werden in den Unterarm gespritzt, was so gut wie überhaupt nicht weh tut, und Ihnen einen großen Teil Angst wegnehmen wird.
Kollagenpräparate schmerzen von allen Unterspritzungsmaterialien am wenigsten, da in der Spritze ein Schmerzmittel beigemengt ist. Außerdem gibt es Stech-Techniken die viel weniger schmerzhaft als andere sind. Im Notfall können Sie noch immer ein lokales Anästhetikum auftragen oder (ähnlich wie beim Zahnarzt) gespritzt bekommen. Mit diesen Vorraussetzungen können Sie sich beruhigt zu ihrem Vertrauensarzt begeben.

entfaltung aus der nadel

neue füller, neue straffer

GERÜCHTE

In einer Illustrierten wurde die „brandneue Coleman-Methode" mit Eigenfett vorgestellt. ALTER HUT. Wird seit Jahren praktiziert. Eine sichere Methode, bei der Eigenfett mit stumpfer und zarter Nadel in Falten und Dellen gespritzt wird.

Am Schönheitsmarkt boomen Faltenfüller und Hautstraffer wegen der großen Nachfrage. Der Arzt sollte über alle neuen Substanzen Bescheid wissen, diese perfekt anwenden können, und jedem Patienten das für ihn persönlich am besten geeignete Produkt heraussuchen.

Im Herbst wurde ich zum größten chinesisch-asiatischen Kongress nach Shanghai eingeladen. Die chinesischen Ärzte lächelten mich während meiner englisch gehaltenen Vorträge freundlichst an, nickten aber erst begeistert verstehend mit dem Kopf, als ein Übersetzer meine halbstundenlangen Bemühungen auf 2 Minuten verkürzt, in chinesisch wiederholte.

Gleichwohl betrachtete ich fasziniert ihre Arbeit. Andere Länder andere Sitten. Zwecks Brustvergrößerung wurden den Chinesinnen unter Akupunkturnarkose ein großer Trichter in den geöffneten Warzenhof eingeschoben, und so lange Amazing Gel, eine permanente Füllsubstanz, nachgegossen, bis die Brust die gewünschte Größe erreichte. Während sich in Österreich sofort die Frage nach einer guten Schaden-Haftpflichtversicherung gestellt hätte, zeigten sich die Chinesinnen und ihre behandelnden Ärzte von der Methode begeistert.

Ich beneidete sie vor allem um die billigen Preise der Füllsubstanzen, die sich in trichtergerechten Literpackungen in der Höhe von Dieselöl bewegten. Nur bei meiner Frage nach CE-Zertifikaten, die bestätigen, dass das Präparat genauestens wissenschaftlich geprüft, keine gefährlichen Nebenwirkungen besitzt und unbedenklich angewendet werden kann, zuckten die Verkäufer mit den Schultern.

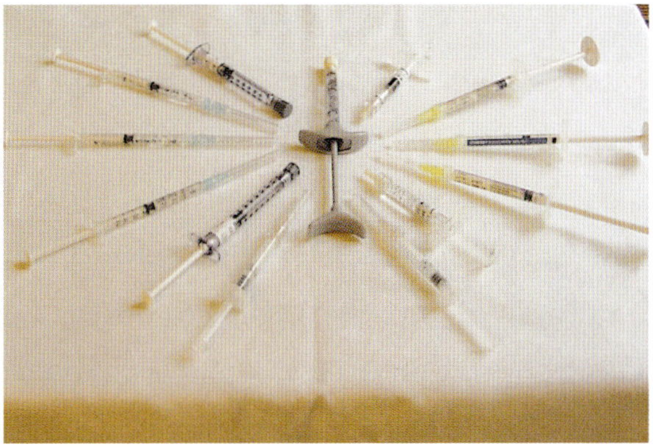

Foto: Ordination Dr. Doris Grablowitz

Der Arzt, der Sie unterspritzt, wird aus dem großen Angebot jenes Produkt heraussuchen, das für Sie am geeignetsten ist. Jedes Präparat hat seine bestimmten Vor- und Nachteile.

Bleiben wir gleich bei Amazing Gel, oder besser, unseren europäischen Vergleichsprodukten. Es handelt sich dabei um moderne Hydrogele, (z. B „Aqua Mid"), die seit kurzer Zeit - mit CE Zertifikat - in Deutschland zugelassen sind und den bis jetzt bekannten dauerhaften Siliconpräparaten (z. B. „Bioplastique"), oder den Polymethylmetacrylat-Füllern (z. B. „Dermalife", „Artecoll") Konkurrenz machen.

Hydrogele bestehen zu 97,5 % aus Wasser und zu 2,5% aus feinstem nicht sichtbarem Polyacrylamid, sind durchsichtig, weich und formbeständig. Als dauerhafte, also für immer im Gewebe verbleibende Füllsubstanzen, können sie für tiefe Falten, zum Auffüllen von Narben, größeren Substanzdefekten und zur Vergrößerung von Kinn, Lippen, Jochbeinbögen bis zum Begradigen von Nasen verwendet werden. Permanente Füller sind aber nicht zum Aufspritzen feinster

TIPPS
Lassen Sie sich Zeit, wenn Sie mit Unterspritzungen beginnen. Es macht Spaß, die Falten schwinden zu sehen.. Schauen Sie, was Ihnen gut gefällt und auf was Sie verzichten können. Gehen Sie es langsam an. Und nicht gleich mit permanenten Lösungen.

WARNUNG
Neue Methoden, Substanzen, Ideen haben den großen Vorteil, dass sie auf den modernsten Stand gebracht, viele neue Möglichkeiten eröffnen, aber auch den Nachteil, dass sich manche Erfahrungswerte erst nach Jahren zeigen.

oberflächlicher Falten gedacht, da sie nur in die Tiefe der Haut injiziert werden dürfen.

Sehr oft fragen mich meine Patienten, ob nun dauerhafte, oder vergängliche Präparate besser wären. Das ist eine persönliche Einstellungssache. Den Biogurus würde ich die abbaubaren Substanzen empfehlen (Kollagene, wie „Zyderm", „Zyplast" und Hyalurone, wie „Restylan", „Juvederm"), die ähnlich wie unser eigenes Gewebe aufgebaut sind, den zeitlimitierten Managern einmalige Sitzungen mit haltbaren Präparaten. Sie müssen aber wissen, dass man fast alle fixen Einlagen wie Gore Tex-, Gold- oder Aptosfäden, Silicon, Aqua Mid, Artecoll, Dermalife, oder künstliche Implantate, zwar nicht sieht, aber meistens beim Abtasten oder Abdrücken der Haut spüren kann.

Nicht neu sind wässrige Vitaminlösungen, die schon seit Jahren, vor allem von den Franzosen, unter die Haut gespritzt werden, um sie flächenhaft aufzufüllen, aufzupolstern und zu straffen. Leider haben die wässrigen Lösungen nie lange gehalten. Jetzt hat man neue Hyaluronpräparate (z.B. „Hyal System") entwickelt, die wie ein Netz in die Haut gespritzt werden, diese durch die neue Fülle anheben, straffen und glätten. Die neue Methode wird eingesetzt bei hängenden, faltigen Wangen, Händen, beim schlaffen Hals, Decolleté und bei allen Arten von winzigen Fältchen, wie um die Augenpartie.

Auch immer wieder neu kommen Zuckerpräparate auf den ästhetischen Markt, vor kurzem wurde „Matridex" vorgestellt. Man weiß seit Jahrzehnten, dass Staubzucker die Wundheilung beschleunigt, denn die Zuckerkristalle bilden frisches Granulationsgewebe. Diesen Effekt macht man sich auch in der Schönheit zunutze. Ähnlich wie bei den nichtabbaubaren Acrylkügelchen fördern die Zuckermoleküle neuen Gewebe- und Kollagenaufbau in der Haut. Das Ergebnis hält durchschnittlich 1,5 Jahre, ist aber von Patient zu Patient verschieden, weil jeder Mensch etwas anders auf den mit Zuckermolekülen bewusst gesetzten Reiz reagiert.

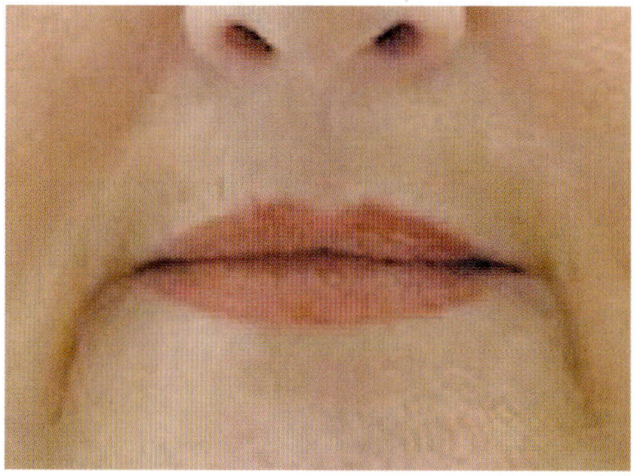

Vorher

Mit welcher Falte, mit welchem Hautproblem Sie auch immer Ihren Schönheitsarzt aufsuchen, er wird bei der sehr großen Palette an Füllern und Straffern versuchen, Ihnen die Methode oder Substanz zu empfehlen, die für Sie am günstigsten ist.

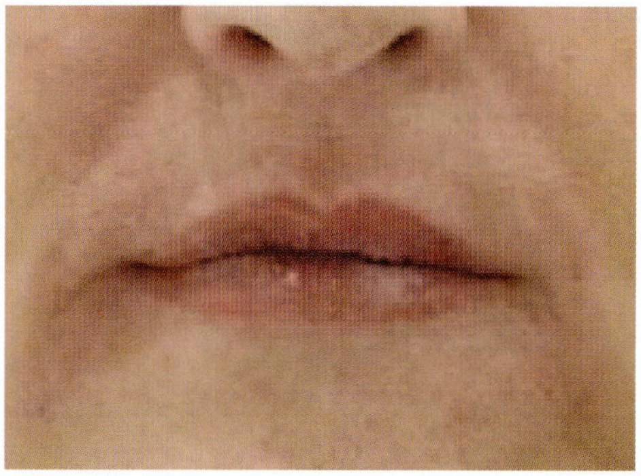

Nachher

Fotos: Ordination Dr. Doris Grablowitz

Durch Aufspritzen von hängenden Mundwinkeln und der Lippe mit Füllsubstanzen wirkt das Gesicht nicht mehr so „traurig".

MEIN RAT:
Um blaue Flecke durch das Unterspritzen bestmöglichst zu vermeiden, legen Sie 5 –10 Min vor dem Unterspritzen eine Kühl- oder Eismaske auf. Legen Sie diese erst wieder ab, wenn Ihr Arzt mit der Nadel direkt vor Ihnen steht.

Frage von E. M. aus Knittelfeld
Vor 1 Monat wurde mir eine Gesichtsfalte mit Aqua Mid, einem fixen Gel, unterspritzt. Zuerst habe ich gar keine Veränderung bemerkt, aber seit ca. 3 Wochen habe ich eine strangförmige Verdickung.

DG
Aqua Mid ist ein erstklassiges Fixmaterial, aber Ersteingriffe zum Auffüllen von Falten sollten grundsätzlich mit Substanzen gemacht werden, die sich nach einiger Zeit wieder abbauen. So haben Arzt und Patient die Möglichkeit festzustellen, ob sich das Material durch individuelle starke Mimik in den ersten Tagen leichter verschiebt. Die zweite Ursache könnte eine zu oberflächliche Unterspritzung gewesen sein. Falls Sie die strangförmige Verdickung stört, oder sichtbar ist, muss sie operativ entfernt werden, da es sich ja um ein fixes Material handelt.

Frage von M. V. aus Graz:
Ich bin 40 Jahre alt und habe leider schon stark ausgeprägte Oberlippenfältchen. Eine praktische Ärztin hat mir Eigenfett, Hyaluron und Kollagen in die Fältchen gespritzt. Zuerst sah es toll aus, hat aber nie länger als 3 Wochen gehalten. Ich habe dafür hart gespart, aber ich kann sagen: Außer Spesen nichts gewesen. Ich habe auch schon eine

Hautabschleifung versucht, aber das hat auch nichts geholfen. Was war schuld daran?

DG :

Unterspritzt man nur die zarten Längsfältchen der Lippe, so sind diese bei der starken Mimik des Mundes sehr rasch wieder sichtbar. Eigenfett eignet sich gut für Lippenfülle, aber nicht für zarte, oberflächliche Lippenfältchen. Hautabschleifen, z.B. mit Kristallen, ist gut für ein feineres Hautbild, aber nichts für stärkere Mimikfalten. Lassen Sie sich zuerst den äußeren Lippenrand mit einem Stützmaterial unterspritzen. Damit ist der Lippenrand wieder prall, durch die „Querstraffung" sind viel weniger Fältchen sichtbar. Erst anschließend in einer zweiten Sitzung werden die Längsfältchen der Lippe aufgefüllt. Sind Sie mit dieser Methode zufrieden, können Sie sich als Lippenrandmaterial beim nächsten Mal permanente Gele einspritzen oder Fäden einlegen lassen.

leichte peelings

GERÜCHTE

„Leichte Peelings können zu Hause oder von der Kosmetikerin gemacht werden."

STIMMT. Aber wenn Sie den schönen Erfolg einer glatteren, pralleren Haut sehen möchten, müssen Sie das Peel vom Arzt durchführen lassen.

Wir unterscheiden zarte und starke chemische Schälungen. Besonders beliebt sind die leichten medizinischen „Lunchpeels".

In meiner amerikanischen Ausbildungszeit lernte ich bei einem sehr bekannten Schönheitsarzt in Miami, dessen Praxis heute noch für europäische Maßstäbe eine Musterordination darstellt. Am Eingang des Schönheitstempels stand eine Assistentin, die jeden mit „Honey" anredete, und – ob man wollte oder nicht – jedem ein Gesichtspeeling verpasste. Als sie mich anfangs auch erwischte, wehrte ich mich natürlich als österreichischer Freigeist, was aber völlig verständnislos aufgenommen wurde. Dieser Vorgang war, wie ich schnell lernte, keine Zwangsbeglückung, sondern eine heilige Handlung, die Grundlage jeder glatten, straffen Haut. Es war das Ritual für den Eintritt in eine andere Welt und hieß „Hollywood-Peel". Die Amerikaner waren verrückt danach. Der Erfolg lag nicht nur an der Art der Behandlung, sondern auch an der Anzahl der Peelings, denn je öfter sie durchgeführt wurden, desto schöner wurde die Haut.

Und so kam es, dass manche Patienten absichtlich bei Terminfenstern in die Ordination kamen, nur um die Hollywood Peeling-Schleuse möglichst oft zu passieren. Und die Haut der langjährigen Anhänger des Meisters sah wirklich prächtig aus.

Das Wissen um die geheimnisvollen Peels ist eigentlich uralt. Schon die alten Ägypter schälten die Haut mit Tieröl, Salz und Alabasterpulver. Kleopatra badete bekanntlich in saurer Milch und nützte damit den Peeling-Effekt der Milchsäure. Während die Türken, ein wilderes Volk, Feuer verwendeten, um die Haut glatt zu brennen, mischten die Indianerfrauen Harn in ihre Pasten, um ihre Haut zu verschönern. Besonders geschickte Peeler waren die ungarischen Zigeuner, die ihre geheimen Rezepte in den Clans weiter vererbten.

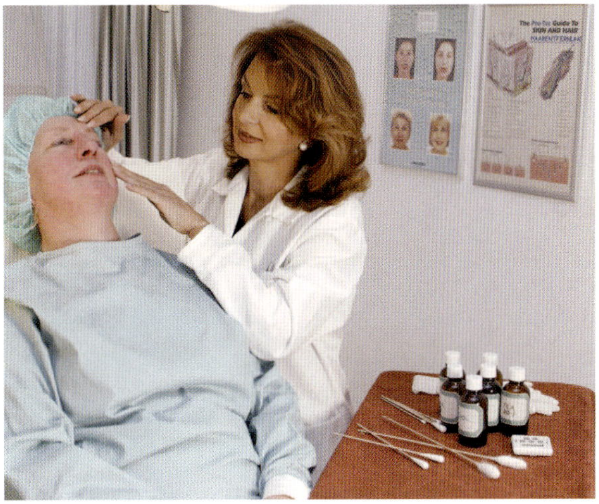

Foto/Korrak: Ordination Dr. Doris Grablowitz

Vor dem Chemical Peeling werden mit der Patientin die Problemzonen noch einmal durchgesprochen.

Unlängst erzählte mir eine Patientin, dass die Frauen ihrer Familie, bekannt für besonders glatte und feine Haut, seit Generationen Morgenharn in ihre Gesichter massierten. Sie war die erste Traditionsbrecherin und wollte bei mir von Harnsäure auf Fruchtsäure umstellen.

Was versteht man nun unter einem „chemical Peeling“, auch genannt „chemische Schälung der Haut“? Im medizinischen Bereich ist es ein Abschälen der verdickten, obersten Hautschicht, wobei zusätzlich die stützenden Kollagenfasern in den unteren Schichten zur Neubildung angeregt werden. Dadurch wird die Haut an der Oberfläche glatter und durch den aufdickenden Kollageneffekt auch praller. Man kann mit ChP nicht nur Falten glätten, sondern auch Akne behandeln, Sonnenflecken, Warzen, Narben und viele andere unerwünschte oberflächliche Veränderungen an der Hautoberfläche zum Verschwinden bringen. Je tiefer und stärker das ChP, desto besser ist der Erfolg, aber auch umso stärker die schälende Reaktion.

Fotos: Ordination Dr. Doris Grablowitz

Bei der Patientin wurden gegen die Akne mehrere zarte Chemical Peelings durchgeführt.

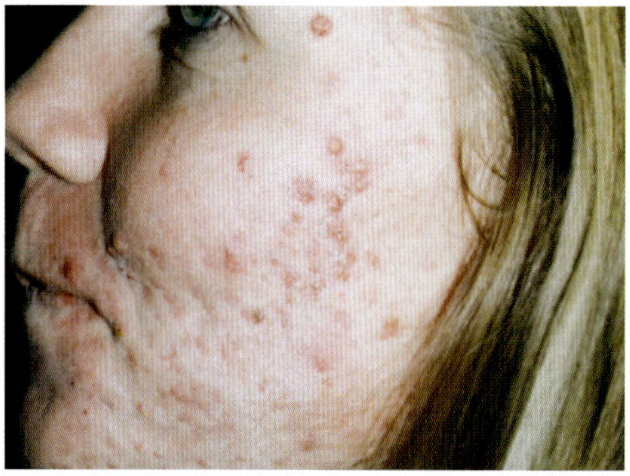

Vorher

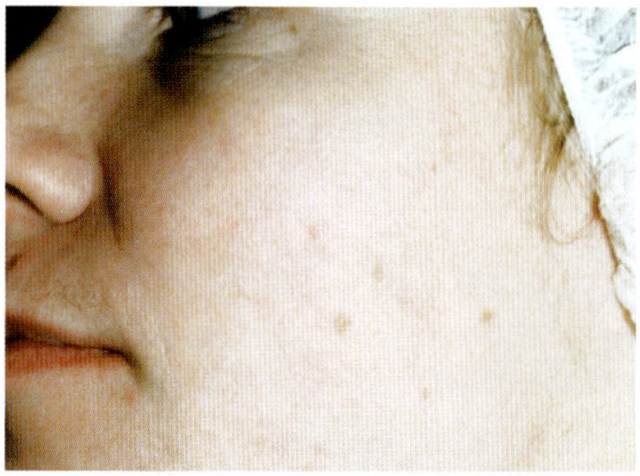

Nachher

Bei den schwachen Peelings treten kaum Nebenwirkungen auf. Die zarten ChP werden sogar „LUNCHPEELS“ genannt, weil sie in der Mittagspause der Patienten von ihrem Schönheitsarzt durchgeführt werden können. Auch die kritischste Freundin wird nichts bemerken und nur von dem strahlenden Aussehen verblüfft sein. Das „Hollywoodpeeling“ aus dem amerikanischen Schönheitstempel ist eine Variante des Lunchpeels, besonders beliebt bei Schauspielern, die sich sichtbare Nebenwirkungen nicht ansehen lassen, aber trotzdem eine schöne und straffe Haut haben möchten.

TIPPS

Damit die zarte Schälung kaum sichtbar ist, kann man in den Tagen nach dem Peeling die Haut mit einem Gemisch aus Wasser, Seife und Gries täglich zart einreiben und von den sich ablösenden Schuppen reinigen.

Der Arbeitsbereich eines auf ChP spezialisierten Arztes sieht fast wie eine Hexenküche aus, nur dass statt Spinnenbein und Krötensud verschiedenste Säuren, wie Salicyl-, Trichloressig-, Glycolsäure etc. mit unterschiedlichen Konzentrationen zu einer Flüssigkeit, Gel oder Paste zusammengemixt werden. So bekommt jeder Patient, exakt auf sein Problem abgestimmt, eine ganz persönliche Mischung auf die Haut aufgetragen. Nach dem Peeling kann er sofort wieder seinen gewünschten Tätigkeiten nachgehen, ohne Angst vor unangenehmen oder stark sichtbaren Reaktionen haben zu müssen.

WARNUNG

Sicher können Sie 2-3 Tage nach einem Lunchpeel wieder in die Sonne gehen. Nur bedenken Sie, wie unsinnig es ist, durch das „in der Sonne Braten" die mühsam erpeelten Kollagenfasern wieder weg-, und die Sonnenflecken wieder aufgebrannt zu bekommen.

Mein Rat:

Auch wenn das besprochene Peeling zu den leichten „Lunchtime- Varianten" gehört, beim ersten Mal nehmen Sie sich bitte in den nächsten Tagen nicht viel Wichtiges vor. Selten, aber doch immer wieder reagiert ein Patient ungewöhnlich stark auch auf das zarteste Peel.

PATIENTEN-BRIEFE

Fr. S. M. aus Eisenstadt:
Ich habe leichte Pigmentflecken am Kinn und über der Oberlippe. Meine Aufhellcreme hilft zwar etwas, aber ganz verschwinden die Flecken damit nicht. Würde ein leichtes „Lunch-Peeling" helfen, oder drei, vier?

DG:
Wie viele Lunch-Peelings durchgeführt werden müssen, hängt von der Intensität der Flecken ab. Meistens genügen 1-2 Peelings. Zusätzlich müssen Sie aber Ihre Haut vor und nach den Peelings mit einer vom Arzt verschriebenen, medizinischen Schälcreme behandeln. Dadurch tritt nicht nur der Erfolg des Peelings rascher ein, die Flecken kommen durch die Cremebehandlung auch nicht mehr so schnell wieder.

Frage von K. J aus Graz:
Ich habe mir meine braunen Flecken an Unterarmen und Handrücken von einem renommierten Arzt mit Laser wegnehmen lassen. Das Resultat waren noch größere braune Flecken mit weißen Narben in der Mitte. Ich bin todunglücklich, was soll ich jetzt machen?

DG:
Da der CO_2 Laser eine sehr aggressive Therapie darstellt, können gerade bei Pigmentstörungen der Haut bei dunkleren Hauttypen

mit dunkelbraunen Augen wiederum braune Flecke als Reizreaktion auftreten. Lassen Sie sich von Ihrem Arzt für längere Zeit Bleichcremes verschreiben, sowie zusätzlich vorsichtige Hautschälungen („Chemical Peelings“) machen.

• • • • • • • • • •

Frage von W. L. aus Leoben
Mein Arzt hat mir empfohlen, wegen Akne mein Gesicht täglich mit einem Peeling-Gel zu reinigen. Meine Kosmetikerin hat mir aber davon abgeraten, weil die Haut dann zu schnell dünn wird. Wer hat recht, und was soll ich verwenden?

DG
Beide haben recht. Für die Kosmetik gilt: 2x wöchentlich zarte Peelings mit Schleifkörperchen, wenn sie nur kosmetische Produkte verwenden. Machen Sie jedoch beim Arzt eine Akne-Schältherapie (Chemical Peeling), so stoßen sich täglich viel mehr Hautschüppchen ab, die mit zusätzlichen kosmetischen Peelings abgerieben werden sollen. Haben Sie kein Reinigungspeel zu Hause, können Sie in den Seifenschaum (pH neutrale Seifen verwenden!) auch etwas Gries aus der Küche geben. Angst vor einer Hautverdünnung brauchen Sie keine zu haben, da bei den medizinischen Peelings die Kollagenschichte aufgebaut wird, und die Hautdicke eher zunimmt.

starke chemical peelings

GERÜCHTE

„Ein starkes CHP kann man nur 1x im Leben durchführen lassen." FALSCH. Durch die unzähligen Varianten und Stärken der CHP muss man mit seinem Arzt besprechen, wie oft ein CHP für einen bestimten Hauttyp verträglich ist.

Das starke chemische Peel ist der Rolls-Royce unter den Schälungstherapien. Nur der Laser kommt ihm gleich.

Wenn Sie, egal ob Frau oder Mann, eines Morgens in den Spiegel schauen und feststellen, dass die Falten weder zu Ihrem Gesicht, noch zu Ihrem jugendlichen Inneren passen und Ihnen Ihr faltiger Anblick in der Früh sogar den ganzen Tag verleidet, dann sind Sie ein Fall für ein starkes Chemical Peeling. Vorausgesetzt, Sie haben etwas Zeit und nichts gegen Schmerzen.

Kennen Sie das Sprichwort „Schönheit muss leiden"? In diesem Fall ist es goldrichtig. Ohne ein bisschen Prickeln und Brennen kommen Sie nicht davon, denn ein starkes Chemical Peeling ist ein Vorgang, bei dem der Arzt eine aggressive Substanz auf die Haut des Patienten aufträgt, die sich kurz darauf zu schälen beginnt. Zusätzlich kommt es zu einer Vermehrung der unteren Kollagenschichte, so dass nach 7-10 Tagen eine neue, glatte und prallere Haut entstanden ist. Aber nicht nur bei Falten werden die starken CHP eingesetzt, sondern auch bei Narben, Pigmentstörungen, warzigen Veränderungen, Vorkrebsstadien und anderen unerwünschten oberflächlichen Veränderungen der Haut.

Ein starkes ChP ist keine junge Modeerscheinung ohne Erfahrungswerte, sondern eine gut bekannte Therapie zur Hautglättung. So ist zum Beispiel das beliebte moderne „neue Blue-Peel" nichts anderes als die altbewährte Trichloressigsäure-Therapie mit blauer Lebensmittelfarbe.

Je mehr Peelingschichten aufgetragen werden, desto „blauer" wird die Hautfarbe des Patienten – und um so stärker das Chemical Peeling .

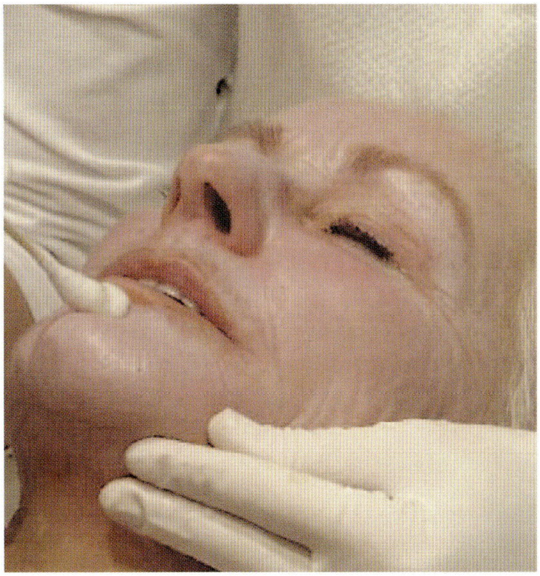

Foto: Ordination Dr. Doris Grablowitz

Beim TCA Peel kann man die Stärke des Peels an der veränderten Hautfarbe (verschiedene Weißtöne) erkennen.

Die ersten veröffentlichten Arbeiten über Trichloressig- und Salicylsäure, Resorcin und Phenol als starke Peelingsubstanzen, stammen bereits aus dem Jahr 1882!!!! von einem deutschen Dermatologen namens Unna. Phenol wurde während des ersten Weltkrieges als Behandlung von Schießpulververletzungen eingesetzt. Durch Zufall entdeckte ein französischer Arzt, dass die Wunde, bei Verwendung von festen Klebeverbänden über dem Phenol, zu besonders schönen ästhetischen Ergebnissen mit glatter Haut führte.

Seine Tochter Antoinette wanderte nach den USA aus, und gründete 1930 ein großes Peelingcenter nahe Los Angeles, wo sie Narben und

TIPPS

Verzichten Sie auf starke CHP im Sommer. Auch wenn Sie sich fest vornehmen, die Sonne komplett zu meiden, dieser Vorsatz ist einfach undurchführbar.

WARNUNG

Entscheidet man sich für ein starkes CHP, muss man auch wissen, dass es in seltensten Fällen zu Nebenwirkungen, wie Narben, Infektionen oder Pigmentierungsstörungen der Haut kommen kann. Der Patient bekommt deshalb eine längere Nachbehandlung mit speziellen Cremen und sollte sich für mindest ein halbes Jahr keiner direkten Sonnenstrahlung aussetzen.

Falten mit Säuren behandelte. Seither gibt es auf der ganzen Welt fast in jedem Jahrzehnt berühmte Peeling-Experten, die ihre Erfolge zwar veröffentlichten, ihre geheimen Mixturen aber nie wirklich preisgaben.

Auch der erst unlängst verstorbene großartige Arzt Dr. Yoram Fintsi hat das Geheimnis seines Phenolpeelings wahrscheinlich mit ins Grab genommen. Noch heute diskutieren Mitarbeiter und Familienangehörige über die „richtige Formula".

Dr. Fintsi war nicht nur ein begnadeter Peeling-Experte, er war auch ein Improvisationstalent. Die erste Peeling-Vorführung bei der ich zusah, verlegte er kurzfristig aus Platzmangel wegen der vielen Zuschauer aus dem Seminarraum in den größeren Saunabereich des Hotels. Innerhalb kurzer Zeit hatten alle Ärzte ihre Sakkos, manche auch ihr Hemd abgelegt, es störte niemanden. Alle waren fasziniert von Fintsis Peeltechnik. Auch das Abnehmen des klebenden Gesichtsverbandes am nächsten Tag fand nicht in einem OP bei Kurznarkose statt, sondern er setzte den Patienten lediglich auf einen Stuhl und gab ihm einen Plastiksack in beide Hände. Mit einem kurzen Ruck zog Dr. Fintsi den Gesichtsverband herunter, der dann in den Plastiksack fiel.

Als Nachbehandlung mußte der gepeelte Patient 1 Woche das Gesicht mit einem Schwefel-Wismutpuder-Gemisch betupfen, danach wurde er wie ein Fisch aus der Salzkruste geschält. Die Patienten empfanden dies zwar als unangenehm, aber nicht als schmerzhaft. Das Resultat war phänomenal: Eine schöne glatte Haut.

Außer den zarten Lunchpeelings und den starken Chemical-Peelings gibt es aber noch unzählige Varianten der sogenannten Kombinations-

Peelings. Dabei werden mehrere schwächere Substanzen, je nach Problem des Patienten, zusammengestellt und nacheinander aufgetragen. Ein anderer Vorteil der Kombinations-Peelings besteht darin, dass sich der Patient aussu-

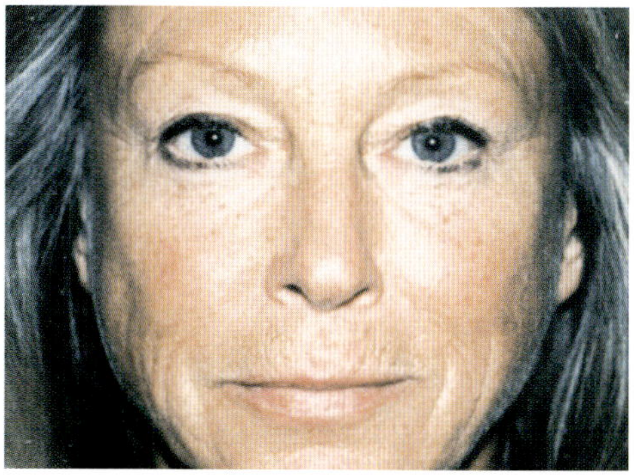

VORHER

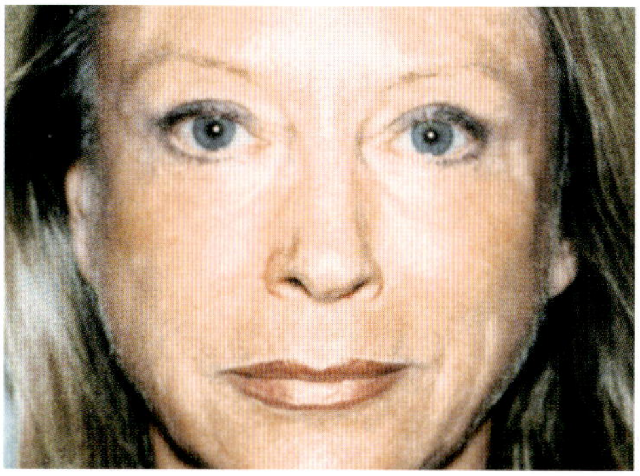

NACHHER

Fotos: Ordination Dr. Doris Grablowitz

Bei der Patientin wurde ein starkes Phenolpeel, das Exoderm-Lift-Peel nach Fintsi durchgeführt.
Betrachtung von vorne und seitlich.

chen kann, wie stark die Therapie sein soll und wie lange die Schälungsphase dauern darf. Er bekommt sein maßgeschneidertes Peeling sozusagen auf Wunsch angepasst.

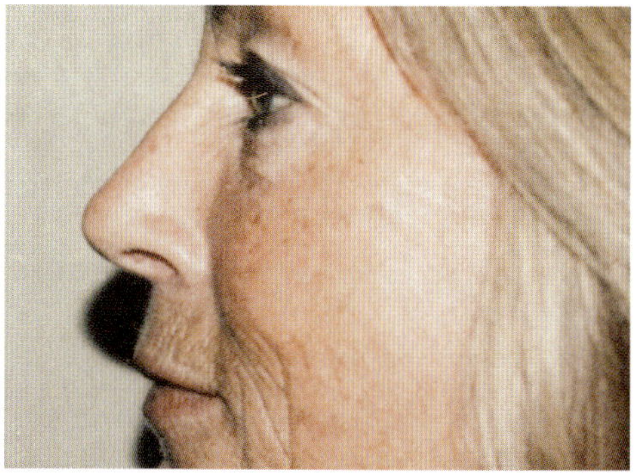

VORHER

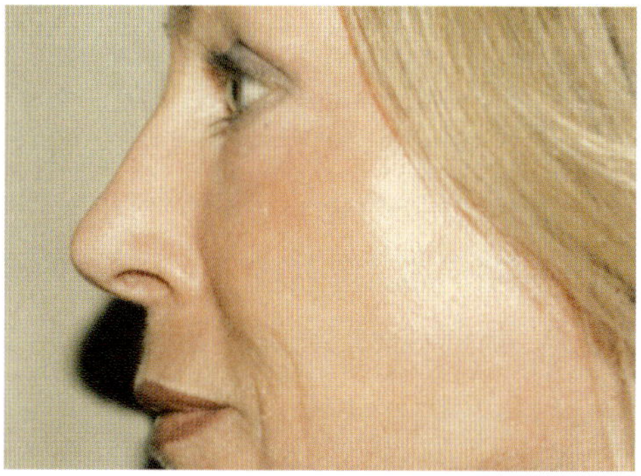

NACHHER

Mein Rat:
Überprüfen Sie Ihren Allgemeinzustand, bevor Sie ein wirklich starkes Chemical Peeling durchführen lassen. Ist Ihr Immunsystem geschwächt durch eine Grippe, zu viel Stress oder andere Erkrankungen, kann die Heilungsphase doppelt solange dauern, können Fieberblasen im gepeelten Bereich entstehen und andere unnötige Probleme auftreten.

PATIENTEN-BRIEFE

Fr. B. F. Steyr
In meiner Jugend litt ich sehr stark unter Akne. Jetzt habe ich habe ich starke Narben davon auf den Wangen. Kann man Aknenarben auch mit einem Chemical Peeling los werden?

DG
Chemical Peelings sind eine ganz wichtige Therapie gegen Aknenarben. Sie werden meist einmal monattlich, ambulant in der Ordination durchgeführt. Die Haut wird glatter, eingezogene Narbenareale werden langsam wieder mit Kollagenstützsubstanz aufgefüllt. Zu der Schältherapie beim Arzt sollen aber unterstützende Schälcremen als Heimtherapie 2x täglich für einige Monate aufgetragen werden. Diese Schältherapie dauert zwar einige Zeit, ist aber bei Aknenarben eher zu empfehlen als teure Lasertherapien,

bei denen die Hautstruktur zwar verbessert wird, deren starke Nebenwirkungen und hohe Kosten aber in keinerlei Relation zum Erfolg stehen.

• • • • • • • • • •

Fr. L. W. aus Salzburg
Ich bin seit vielen Jahren eine „Sonnenanbeterin", jetzt glaube ich, rächt sich meine Haut. Ich habe so viele Knitterfältchen im Gesicht, dass ich ganz verschrumpelt aussehe. Was kann helfen?

DG
Dieses Problem kann man sehr elegant, je nach Stärke der Fältchen, mit einem oder mehreren Chemikal-Peelings lösen. Je stärker das Peel durchgeführt wird, desto mehr alte faltige Haut stößt sich ab. Das darunterliegende Stützgewebe wird vermehrt und zu starker Regeneration angeregt. Nach der Behandlung rate ich Ihnen aber dringend, Ihre anschließend schöne pralle neue Haut vor zu viel Sonne gut zu schützen.

• • • • • • • • • •

botulinum toxin – gift gegen falten

GERÜCHTE

„Nach BT-Unterspritzen schaut man maskenhaft aus". FALSCH. Für einen Bewegungsvorgang im Gesicht, wie z. B. Lachen, Sprechen, „böses Schauen", sind nicht nur ein Muskel, sondern sehr viele beteiligt. Die Kunst und das Wissen, des auf BT spezialisierten Arztes ist es, nur die an der Faltenbildung beteiligten Muskeln auszuschalten, ohne die Gesamtmimik zu verändern.

Botulinum Toxin (BT) wird in der Medizin als Therapie gegen krampfende Muskulatur eingesetzt. In der österreichischen Medizin ist es heute einer der begehrtesten Faltenglätter.

Die Geschichte des Botulinum Toxins beginnt wie ein Kriminalfall im Jahre 1895, als 34 Mitglieder eines Musikklubs in Belgien rohen, gesalzenen Schinken aßen. Die Folge waren Übelkeit, Erbrechen, Lähmungserscheinungen, es gab sogar 3 Tote. Prof. E. van Ermengen, ein Wissenschafter dieser Zeit, konnte das Rätsel lösen und die Ursache finden; es war ein Bakterium namens Clostridium botulinum und dessen Gift, das BOTULINUM TOXIN. Nicht auszudenken, dass über hundert Jahre später mit diesem Gift auf Gesellschaftspartys Falten, die vor allem durch Gesichtsmimik entstanden sind, weggespritzt werden sollten.
Bis dahin war es aber noch ein weiter Weg. Da dieses Gift vor allem die Muskeln lähmte, wurden viele Versuche gemacht, aus dem schädlichen Toxin eine heilende Medizin zu schaffen, die gegen alle Krankheiten mit Muskelkrämpfen eingesetzt werden könnte.

1920 führte der Kalifornier Dr. Hermann Sommer eine schlammähnliche Mischung vor, die aber viel zu unrein war, um sie am Menschen einzusetzen. Erst 1946 entwickelte Dr. Eduard Schantz eine verbesserte Form, brauchte aber noch weitere 33 Jahre!!!!, bis er das Heilmittel, das keine Nebenwirkungen mehr aufwies, erschaffen hatte. Er nannte sein Lebenswerk Botulinum Toxin, das „nicht giftige Gift“. Machen wir einen weiteren Zeitsprung nach Kanada, in das Jahr 1982, zu dem kanadischen Ärzte-Ehepaar Dr. Carruther, die das Heilmittel BT gegen Schielen im Augenbereich einsetzten. Dabei fiel beiden auf, dass die Patienten nach dem Unterspritzen als Nebeneffekt eine komplett glatte Haut im Augenbereich aufwiesen. Dieser „Nebeneffekt“, die faltenlose Haut, wurde in kürzester Zeit der begehrteste Grund ihrer BT-Spritzen, sodass die beiden 1988 bereits Studien über 10.000 „faltenlose“ Menschen vorlegen konnten.

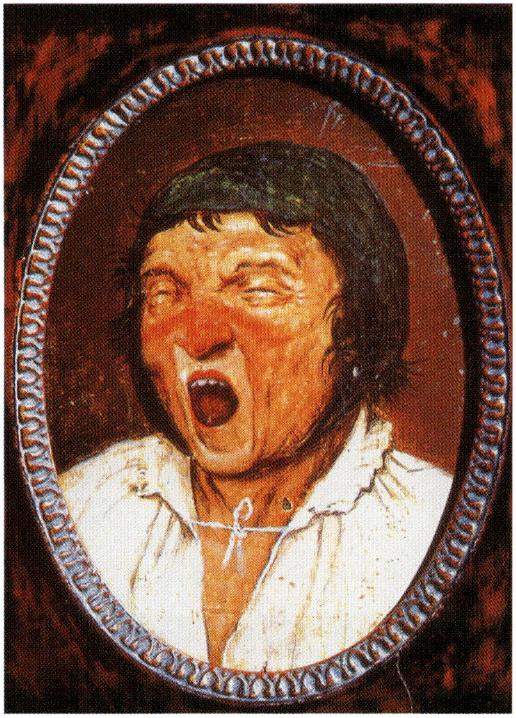

Bild: Pieter Bruegel, „Der Gähner"

Das Gemälde wurde von Pieter Bruegel gemalt und wird „Der Gähner“ genannt. Für die Medizin stellt es eine bestimmte Art von Gesichtsmuskelkrampf dar, der auf Grund des Bildes auch „das Breugelsyndrom“ genannt wird. Es kann mit BT geheilt werden.

Dass laut dieser Studien bei keinem der Patienten gravierende Nebenwirkungen aufgetreten sind, war für mich die wichtigste Aussage,

TIPPS

Falls Sie für ein wichtiges Ereignis besonders schön aussehen möchten, suchen Sie Ihren Arzt zur BT Einspritzung schon ein paar Tage vorher auf. Die faltenlose Glättung tritt bei BT erst nach 4-6 Tagen auf.

als ich mit meiner amerikanischen Arbeitsgruppe in den USA 1991 Botox (amerikanischer Handelsname für das Heilmittel) spritzen lernte. Während meine amerikanischen Kollegen das Antifaltenmittel sofort mit großem Erfolg an ihren Patienten einsetzten, führte ich Botox erst später und vorerst mit großer Vorsicht in meinem Heimatland ein. Wie würden die konservativen Österreicher auf ein Gift gegen Falten reagieren? Ich hatte meine Patienten unterschätzt, sie waren begeistert. Heute gehört BT (Botox®, Dysport®) bereits zu den Standardbehandlungen einer ästhetisch ausgerichteten Ordination.

Mit der Zeit nahm der BT Trend, wie oft bei jeder neuen Entwicklung, auch übertriebene Formen an. In London fanden Botox-Partys statt, wo zwischen Champagner und Knabbergebäck in die Stirne gestochen wurde (Artikel BUNTE), als Gegenreaktion verglich die PRESSE das medizinische Präparat mit dem biologischen Kampfgift im Kriegseinsatz.

Beides ist nicht korrekt. BT ist eine Substanz, die nur unter sterilen medizinischen Vorraussetzungen gespritzt werden darf, was bei kleckernden Kaviarbutterbrötchen nicht der Fall ist. Und das Kampfgift im Kriegseinsatz hat überhaupt nichts mit dem Heilmittel in der Medizin zu tun.

In der Ästhetischen Medizin wird BT einerseits gegen Falten eingesetzt, die besonders durch starke Mimik entstanden sind, andererseits gegen übermäßig starkes Schwitzen in der Achselregion, an Hand- und Fußflächen. In jedem Fall tritt die Wirkung nach einer BT-Behandlung erst nach ein paar Tagen ein und hält etwa ein halbes Jahr lang an. Der Eingriff wird leider nicht von der Krankenkasse bezahlt und kostet pro Areal ca. 300-400 €. Das bei meinen Patienten beliebteste Areal ist eindeutig die Zornesfalte. Viele Menschen vermitteln einen „bösen Eindruck", nur weil sich mit der Zeit durch starke Mimik eine tiefe, senkrechte Falte in die Stirne eingegraben hat. Auch andere Mimikfalten, wie etwa querverlaufende Stirnfalten, Krähenfüße, Nasen-Kinnfalten, starke Mundfalten, oder Hängebäckchen und Hals- bzw. Decolletéfalten lassen sich mit BT zum Verschwinden bringen. Viele Patienten, die unter sehr starkem Schwitzen leiden, kommen zur BT-Behandlung, weil sich

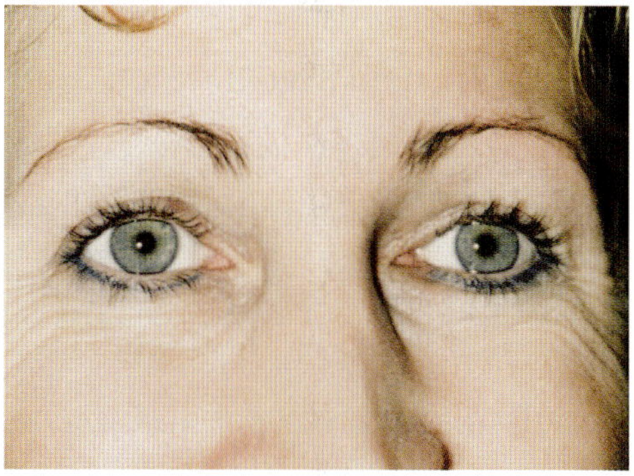

VORHER

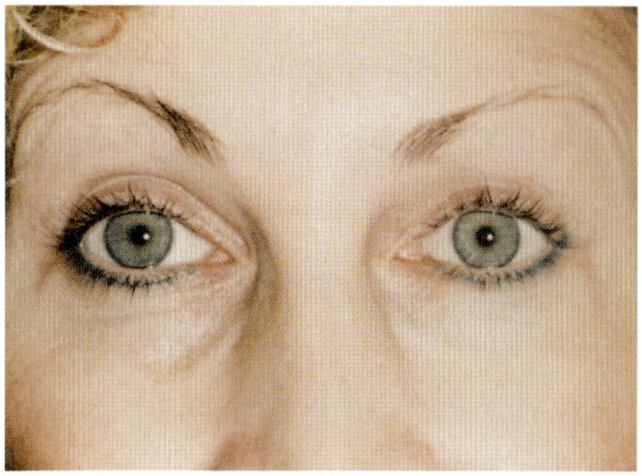

NACHHER

Fotos: Ordination Dr. Doris Grablowitz

Die Patientin wünschte sich mit Dysport® weniger Augenfältchen und eine hochgezogenere Stirne/Braue.

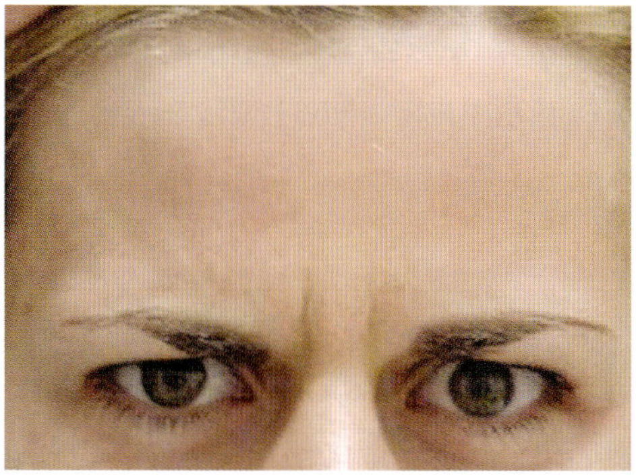

VORHER

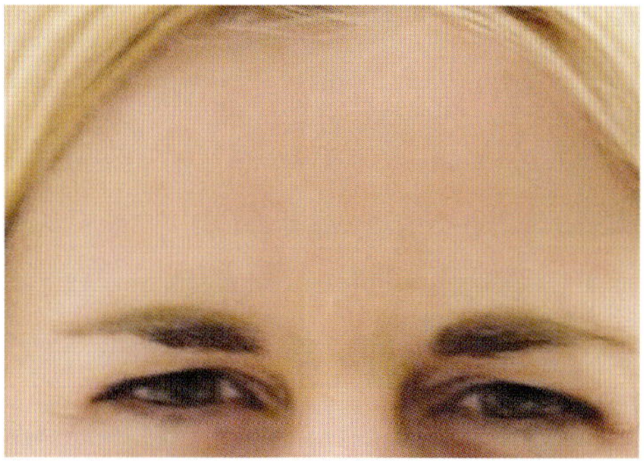

NACHHER

Die Patientin versucht die Augenbrauen so stark wie möglich zusammenzuziehen (links und rechts). Nach der Behandlung mit Botox® ist das nicht mehr möglich (rechts).

WARNUNG

Der schnelle und einfache Vorgang des BT Unterspritzens lockt viele Nichtprofis „schnell mal Hand anzulegen“. Sie sollten sich nur von Ärzten mit entsprechender Ausbildung und viel Erfahrung behandeln lassen.

auf ihren Kleidern unter den Achseln ständig nasse, dunkle Ränder zeigen, oder sie sich wegen ihres feuchtnassen Händedrucks genieren.

Der BT-Eingriff ist mit mehreren winzigen Stichen fast schmerzlos, dauert nur kurz und hat manchmal einen blauen Fleck durch den Nadeleinstich zur Folge. Um diesen zu vermeiden, bekommen die Patienten vor und nach der Behandlung kühlende Kompressen auf das betroffene Areal gelegt. Außerdem gibt es spezielle Regeln für die Zeit nach der Behandlung, an die sich der Patient halten soll, um jede mögliche Nebenwirkung zu vermeiden. Trotzdem darf der relativ einfache Eingriff nur von ausgebildeten Spezialisten durchgeführt werden, die nicht nur lange Erfahrungen mit BT haben, sondern auch genauestens über die Wirkung des Medikamentes auf die Muskeln, deren Ansätze und Funktion Bescheid wissen. Schreckgeschichten über verzogene Mundwinkel und hängende Augenlider passieren nur dann, wenn man sich nicht nach den Regeln für die Zeit nach der Behandlung hält, oder besonders „billig“ vom Nichtfachmann behandelt wird. Billig kann, wie das Sprichwort sagt, dann teuer werden. Auch wenn es im Falle von BT nur vorrübergehend ist.

Mein Rat:

Lassen Sie sich durch Medien nicht verwirren. Einmal wird BT hochgepriesen, dann wieder abgelehnt. Zum Beispiel wurde kürzlich in einem wissenschaftlichen Artikel des British Medical Journal über Rattenversuche und Schmerzausschaltung über Nerven des Rückenmarks durch BT berichtet. Dies hat ein Journalist missverstanden, falsch weitergegeben („BT würde Nervenbahnen schädigen“) und so eine Antiwelle ausgelöst.

PATIENTEN-BRIEF

Fr. A. F. Wien 9

Ich habe mir vor 1 Woche Botox in die Zornesfalte spritzen lassen. Der Arzt hat mir zwar gesagt, dass ich eine der ersten Patienten bin bei denen er Botox spritzt, aber er hat mir auch versprochen, dass nichts passiert. Seit 2 Tagen hängt mein linkes Oberlid und ich trau mich nicht auf die Straße, auch nicht mehr zum Arzt.

DG

Vorerst möchte ich Sie beruhigen, was auch immer passiert ist, es bleibt nicht für immer. Spätestens nach 2-3 Wochen sind alle Nebenwirkungen verschwunden. Schuld an dem hängenden Lid (auch BT-„Schlafzimmerblick“ genannt) können 2 Umstände sein: Entweder hat der Arzt an der falschen Stelle gespritzt, oder Sie haben versehentlich durch festes Reiben oder Massieren im gespritzten Areal, etwas Botox in die Region des Oberlides gezogen. Dadurch wird der Muskel, der das Oberlid hebt, etwas müde und Sie spüren VORÜBERGEHEND einen leichten Druck oder eine Senkung des Oberlides. Besonders bei Schönheitseingriffen lassen Sie sich das nächste Mal auf keine Experimente ein und gehen Sie bitte zu einem erfahrenen Spezialisten.

permanent make up

GERÜCHTE

„Ein Permanent Make up ist, wie der Name sagt, für immer und man braucht es deshalb nur 1x in seinem Leben auftragen zu lassen".

FALSCH. Zwar hält die Farbe jahrelang, wird aber mit der Zeit blasser, natürlicher. Wer lieber die kräftigen Farbtöne vorzieht, soll sich nach 2-3 Jahren nachpigmentieren lassen.

Auch wenn der Begriff „Permanent Make up" noch so weiblich erscheint, ist dieses Kapitel auch den Männern gewidmet.

Sogar Georg der V. von England besaß mehrere Körperzeichnungen, es kann also kein Leser behaupten, dass diese Behandlung nicht fein genug für ihn wäre. Zugegeben, die voll tätowierten Ballermann-Strandbeispiele könnten kleine Unsicherheiten hochkommen lassen, die Methode selbst ist aber altbewährt und voll stolzer Tradition. Die Ägypter haben sich schon 2000 Jahre vor dem Bau ihrer Pyramiden mit der dauerhaften Schminkmethode beschäftigt. Etwas schmerzhafter als heute wurde die Haut damals mit spitzen Holzstäbchen angeritzt und in die Vertiefungen Erd- oder Pflanzenfarben eingebracht. Und nicht nur die Ägypterinnen schätzten die Methode, sogar die Pharaonen ließen sich auf diese Weise tätowieren. Auch die Majas, Azteken und Inkas haben die Technik der dauerhaften Farbzeichnung gekannt und in Verbindung mit alten Riten oder als Kennzeichnung des Ehestatus angewendet. Völlig verständlich also, wenn Melanie Griffith ihren Antony Banderas als Herz mit Schrift am Oberarm trägt. Es signalisiert nach alter Tradition: „Er ist mein für immer und ewig“, was in der heutigen Zeit mit einer Scheidungsrate von 66% auch die Frage nach den Entfernungsmöglichkeiten aufkommen lässt.

Aber zurück zur Geschichte. Vorerst waren die alten Polynesier für die Weiterverbreitung der Tattoos verantwortlich, die Methode wurde von den Chinesen aufgenommen und in ihren Kulturkreis übernommen. Aber auch in der westlichen Welt waren Tatoos seit der Urzeit bekannt, sogar Ötzi, der Mann aus dem Eis, trug schon Tätowierungen. Beim modernen Permanent Make up werden, im Gegensatz zum Tattoo, statt intensiver Tintenfarben, Pigmentfarben in die oberen Hautschichten eingebracht. Während Tattoos ein ganzes Leben lang halten, wird das PM mit der Zeit blasser und sollte nach ein paar Jahren erneuert werden.

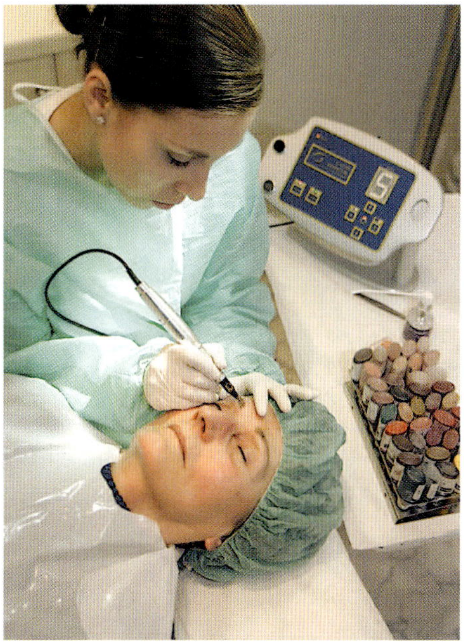

Foto/Korrak: Ordination Dr. Doris Grablowitz

Während des Pigmentierens mit der Nadel werden die Hautstellen laufend mit einem lokalen Anästhetikum bestrichen, damit der Patient keinen Schmerz verspürt.

Interessieren Sie sich für dichtere, ausdrucksstärkere Augenbrauen, so werden die Farben je nach Wunsch, Teint und Haarfarbe vom Spezialisten zusammengestellt, die neue Form vorgezeichnet, und die ausgesuchten Farben mittels unzähliger winziger Stiche eines Präzisionsgerätes in die oberste Hautschicht implantiert. Der Eingriff wird mit sterilen Nadeln durchgeführt und ist kaum spürbar, da während der Behandlung eine lokale Betäubungslösung mit einem Pinsel immer wieder über die behandelnden Stellen aufgetragen wird. Bei sehr empfindlichen Patienten kann vor dem Eingriff ein Schmerzmittel, ähnlich wie beim Zahnarzt, in den Mundbereich gespritzt werden.

Mit dieser Methode können Haare so naturgetreu nachgezeichnet werden, dass Wimpern, Augenbrauen oder auch der Kopfhaaransatz dunkler und jugendlicher aussehen. Bei Männern und Frauen kann ein schütterer Haarwuchs viel dichter wirken, indem man den hellen Haarboden dunkel grundiert. Vitiligo (helle Hautareale mit Pigmentverlust) oder weiße Narben fallen weniger auf, wenn man sie mit einem Permanent Make up in der passenden Hautfarbe überdeckt. Nach Brustoperationen oder Verletzungen kann ein neuer Brustwarzenhof rekonstruiert, nach Unfällen z.B. in der Augenregion ein neuer Wimpernkranz pigmentiert werden. Dünne Lippen mit wenig Lippenrot können zu natürlichen vollen Lippen gewandelt werden, indem zuerst die gewünschte größere Lippenkontur gezeichnet, und anschließend der neue, noch helle Lippenrand mit passender Lippenfarbe aufgefüllt wird.

Beim PM geht es aber nicht nur darum, ein ausdrucksvolleres und besseres Aussehen zu erreichen, sondern auch den Frauen das zeitraubende Schminken und auch wieder Abschminken zu ersparen. Für eilige Berufstätige, für all jene, die stark schwitzen oder viel Sport betreiben und bei denen Schminke nicht lange hält, kann ein PM viel Zeit ersparen.

Aber auch für Brillenträger, die in der Nähe ohne Brille schlecht sehen

TIPPS

Jedes PM ist ein kleines Kunstwerk, und jeder Künstler bringt seine eigene Technik und seinen eigenen Geschmack mit ein. Ob es auch der Ihre ist, soll sich nicht erst nach getaner Arbeit herausstellen. Schauen Sie sich vorher andere Patienten an, und entscheiden Sie erst dann, ob Sie sich diesem Künstler/ Spezialisten anvertrauen wollen oder nicht.

WARNUNG

Lassen Sie sich nicht durch Billigstpreise locken. Das Permanent Make up vom Experten kostet mehr als von einem Anfänger und auch teure Farben bewähren sich, da es durch sie kaum zu Allergien, Verschwimmen auf der Haut, oder Farbveränderungen im Rot- und Grau-Bereich kommt.

oder für diejenigen mit unruhigen Händen oder mangelnder Schminkerfahrung ist das PM eine angenehme Lösung.

Wie bei allen dauerhaften Eingriffen stellt sich jedoch die Frage, was man macht, wenn die neue Lippenfarbe nicht gefällt, oder die in den Oberarm eingeritzte Partnerin längst nicht mehr die Aktuelle ist? Zwar gibt es moderne Lasertherapien und PM Nadel-Kratztechniken, mit denen die Farbe aus der Haut gelöst wird, im schlimmsten Fall können aber immer zarte Narben zurückbleiben. Leichter ist es, Farbtöne zu ändern, da die heutigen Farben schon sehr stark deckend sind. Mit jeder zusätzlichen Farbschicht kann das Pigmentierte sogar dichter, angepasster und damit natürlicher wirken.

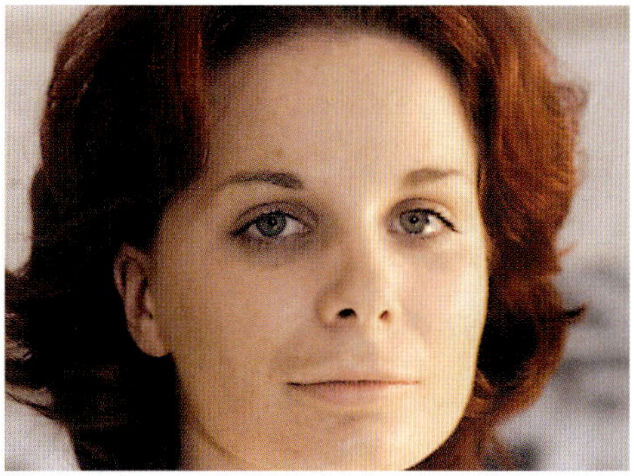

Vorher

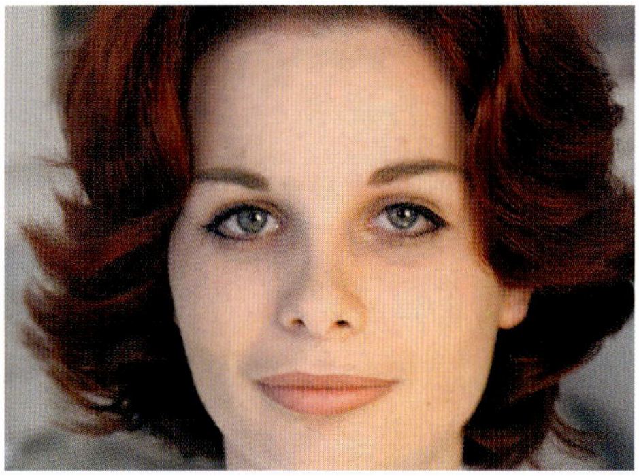

Nachher

Fotos/Korrak: Ordination Dr. Doris Grablowitz

Bei der Patientin wurden die Brauen, der Wimpernkranz und der Lippenrand „permanent pigmentiert".

Nur die Männer, die früher ihre Angebetete unter die Dusche gelockt, oder neckisch in den Swimmingpool geworfen haben, um zu schauen, wie hübsch die perfekt Geschminkte ohne ihr Make up aussieht, haben jetzt in den modernen Zeiten das Nachsehen.

Heute halten durch PM aufgedickte Schmoll-Lippen, oder durch permanenten Lidstrich ausdrucksstarke Riesenaugen jedem Wasserbad stand. Und trotz abendlichen Abschminkens liegt auch am nächsten Morgen noch eine Beauty neben ihnen. Permanent!

MEIN RAT:
Lassen Sie sich von Ihrem Behandler bei der ersten Sitzung keine starken Farben einreden, und verzichten Sie grundsätzlich auf Schwarz. Weiche zarte Töne sehen viel natürlicher aus, und lassen sich bei Bedarf schon in der nächsten Sitzung mit stärkeren Farben überdecken.

PATIENTEN-BRIEFE

Fr. U. M.aus Wien 23
Ich habe mir von einer Kosmetikerin ein Permanent Make up an den Augenbrauen machen lassen, das mir überhaupt nicht gefallen hat. So habe ich es mir von einem Arzt weglasern lassen. Jetzt sieht es noch schlimmer aus. Dort, wo pigmentiert und gelasert wurde, habe ich zwei häßliche, lilaschwarze Streifen. Ich getraue mich überhaupt nichts mehr zu tun, haben Sie eine Rat für mich?

DG
Falls Sie nur die schwarzlila Farbe stört, die Form aber in Ordnung ist, kann man mit gut deckender Pigmentfarbe über den dunklen Untergrund pigmentieren und mit einem viel helleren, Ihrer Haut und Ihrer Haarfarbe angepaßtem, frischen Farbton neue, schöne Augenbrauen gestalten.

Fr. B. V. aus Wolfpassing

Habe vor kurzer Zeit gelesen, dass man bei einer Kosmetikerin ein permanententes Augen- Make up machen lassen kann. Kann man das ohne Bedenken oder sollte man das einen Arzt machen lassen?

DG

Beim permanenten Augen-make up wird entweder ein Lidstrich an den Ober- und Unterlidern in passender Farbe zum Haar und den Augen gesetzt, oder der Wimpernkranz mit permanenter Farbe verdichtet und betont. Lassen Sie ein PM von einem Arzt durchführen, so besteht der große Vorteil darin, dass der Arzt im Fall von großer Schmerzempfindlichkeit Injektionen gegen Schmerzen in die Haut geben darf, und dass im Fall von Komplikationen (z.B. Auftreten von Fieberblasen) diese sofort fachgerecht behandelt werden können. Ob das Permanent Make up gut durchgeführt wird oder nicht, liegt an der Ausbildung, Übung, Erfahrung und dem Geschmack des Behandelnden. Schauen Sie sich auf alle Fälle mehrere Patienten/Kunden an, die bereits ein PM bekommen haben, ob Ihnen Ausführung und Stil gefallen.

hormone gegen hautalterung

GERÜCHTE

„Unsere Hormonspiegel sinken, weil wir altern". FALSCH. Wie altern, weil unsere Hormonspiegel sinken.

Alter ist in erster Linie ein Zustand von Mangelerscheinungen. Durch Auffüllen von Hormonen, die schon ab dem 30. Lebensjahr vom Körper abgebaut werden, kann man Schönheit, Aktivität und Fitness viel länger bewahren.

Die biologische Alterung verläuft in Schüben. Und einmal kommt der Schub, bei dem die lockeren Sprüche, wie „man muss in Würde altern" auf der Zunge kleben bleiben und man verwundert im Spiegel einen fremden Körper sieht, der nichts mehr mit der noch immer vorhandenen Jugend im Herzen zu tun hat. Der alternde Mann/die alternde Frau mit der schlaffen Faltenhaut, dem hängenden Doppelkinn und den müden Augen, dem Fettbauch über schwabbeligen Oberschenkeln, den Fledermausarmen und ausgedünnten Haaren, – wer ist das?

Viele Menschen wollen es nicht verstehen und erzählen mir die haarsträubendsten Geschichten als Erklärung, an die sie fest glauben: Die Hängebrust ist durch das gebückte Arbeiten beim letzten Umbau, die ausgedünnten Haare durch das neue Haarshampoo beim Friseur, und die starke Nasen-Mundfalte durch das lange Sitzen mit offenen Mund beim Zahnarzt entstanden. Nehmen wir doch zur Kenntnis: Die Jahre machen uns nicht jünger und frischer! Wir werden älter. Aber unterschätzen wir nicht die beträchtlichen Vorteile: Wir werden klüger und weiser, durch unsere Erfahrungen haben wir gelernt, das „wirklich Schöne“ im Leben viel besser zu schätzen und zu genießen. Und dank der neuesten Therapien auf dem „Anti-Aging-Hormonsektor“ kann jeder der möchte und nichts von operativen Eingriffen hält, sein Lebensrad um bis zu 10 Jahre zurückdrehen. Solange kennen wir sie noch gar nicht, die „Hormone". Erst 1902 entdeckten zwei englische Physiologen, E. H. Starling und W. M. Bayliss, dass es Substanzen gibt, die durch unsere Drüsen in das Blut gelangen und andere Organe zu bestimmten Aktivitäten anregen. Sie nannten die Substanzen „Hormone“, abgeleitet aus dem Griechischen, was soviel bedeutet, wie „die zur Aktivität anregen“. 1929 gelang es dem deutschen Chemiker A. F. Butenandt aus den Eierstöcken und Hoden die Sexualhormone zu gewinnen.

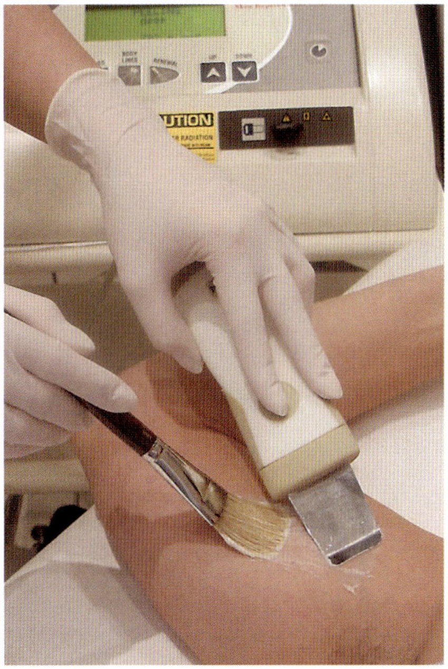

Foto: Ordination Dr. Doris Grablowitz

Bei der Skinmaster-Therapie werden die straffenden Hormone mit Oszillometrie und Strom in die schlaffe Haut des Oberarms eingebracht.

Die weiblichen Hormone (Östrogen und Gestagene) und männlichen Hormone (Androgene: Testosteron, DHEA, Androstanolon) sind gemeinsam mit dem Wachstumshormon HGH und Melatonin, dem Hormon aus der Zirbeldrüse, die Stützpfeiler der so genannten „Anti - Aging Therapie". Mit Cremen, Gels, Tinkturen und Wässerchen werden Falten im Gesicht und am Körper geglättet, Cellulite an Po, Armen und Beinen, sowie die Fettpölsterchen am Bauch verringert. Die Haut wirkt elastischer und jünger, der Knochenbau wird fester, die Oberschenkel und Brüste straffer. Sogar die im Alter ausgedünnten Haare werden mit Hormontherapien wieder dichter. Auch das ab dem 40. Lebensjahr langsam zunehmende Gewicht kann mit 2x wöchentlich gespritzten Hormonkuren wieder reduziert werden. DHEA verbessert die Sexual- und Herzfunktion, stärkt das Immunsystem und Kurzzeitgedächtnis. Melatonin schließlich sorgt für ruhigen Schlaf, bessere Regeneration des Organismus und gesünderes Aussehen. Vorraussetzung für seriöse Hormonkuren sind regelmäßig durchgeführte Blutabnahmen vor, während und nach der Behandlung, um erstens festzustellen, in welchem Bereich der Hormonmangel vorliegt und zweitens, um diesen fortwährend zu kontrollieren. Damit Hormonpräparate besser und tiefer in die Haut eindringen und effektiver wirken können, werden sie mittels Ultraschall oder Strom in die unteren Hautschichten eingeschleust. Nur mit der Hand eingecremt, können sie nie den gleichen Erfolg bewirken. Deshalb werden die Hormone in einer ästhetischen Ordination unter Masken oder Bandagen aufgetragen, die wiederum mit Strom verbunden sind (Iontophorese), oder sie werden mit einem Ultraschallgerät einmassiert. Besonders beliebt, weil zusätzlich entstressend, ist die „Kirena-Therapie", ein Verfahren, bei dem massierende Hände über

TIPPS

Lokale Hormonkuren sollten besser im Herbst, Winter und Frühling durchgeführt werden, da man sich während der Behandlung keiner starken Sonnenstrahlung aussetzten soll.

WARNUNG

Führen Sie keine Hormontherapien eigenständig durch. Bevor eine Behandlung festgelegt wird, müssen Blutbefunde den Mangel an bestimmten Hormonen bestätigen. Erst dann wird der perfekte „Hormoncocktail" für Sie zusammengesetzt.

Spezialhandschuhe die Hormone mittels Strom in die Haut einbringen. Neu ist eine Technik namens „Skinmaster-System", bei der Oszillometer, Strom und Laser gemeinsam zum Erfolg der Hormontherapie beitragen.

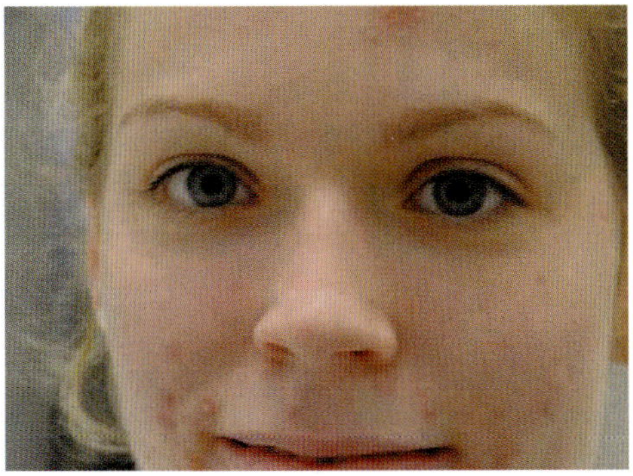

Vorher

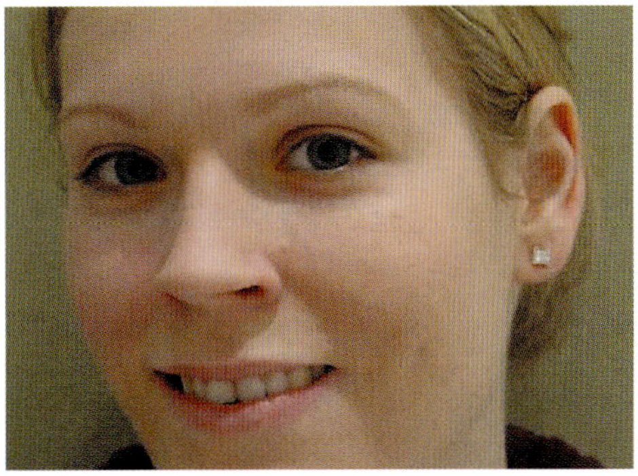

Nachher

Fotos: Ordination Dr. Doris Grablowitz

Die hormonell bedingten Unreinheiten im Gesicht wurden bei der sehr hübschen Patientin mit lokalen Hormontherapien und zarten Chemical Peelings behandelt.

Die Anti-Aging Therapie mit Hormonen liegt auf alle Fälle im typischen Trend unserer Manager-Zeit: Keine sichtbaren Nebenwirkungen, aber größtmögliche ästhetische Erfolge.

MEIN RAT

Falls Sie gerne eine längere Hormontherapie durchführen wollen, auf das lästige Blutabnehmen zur Bestimmung der Hormonwerte aber gerne verzichten würden, kann der Facharzt Ihre Werte auch aus dem Speichel befunden lassen. Die Methode ist zwar etwas teurer und umständlich, aber Sie werden nicht gestochen.

PATIENTEN-BRIEFE

Fr. M. E. aus Krems

Ich bin 45 Jahre alt und jetzt beginnt meine Gesichtshaut schlaff und faltig zu werden. Fruchtsäure-Cremen habe ich schon versucht, aber ich vertrage sie nicht, und Operationen möchte ich auf keinen Fall. Gibt es andere Möglichkeiten mein Gesicht wieder frischer und glatter aussehen zu lassen?

DG

Ich würde Ihnen zu einer sanften Gesichtsbehandlung mit Hormonen raten. Dabei werden in einigen Sitzungen Progesterone und ev. Östrogene (je nach Hautbild) durch Iontophorese (Masken-Stromtherapie), oder Kirena (Stromtherapie mit zusätzlicher Massage) in die tieferen Schichten der Haut eingeschleust. Schon nach kurzer Zeit sieht die Haut rosiger, praller und glatter aus. Diese Behandlungen können Sie als „Straffungskuren" zwei- bis dreimal jährlich durchführen lassen.

Fr. K. C. aus Korneuburg

Ich bin 50 Jahre alt und nehme Hormone gegen meine Wechselbeschwerden. Kann ich, gegen meine müde Haut im Gesicht, trotzdem eine Hormonkur machen?

DG
Selbstverständlich können Sie das. Oft haben die „geschluckten Hormonersatzpillen“ viel Einfluss auf das Allgemeinwohl oder den Knochenstatus, aber weniger auf eine schöne Haut im Gesicht. Wichtig ist es, vor der Behandlung einen Hormonstatus im Labor machen zu lassen, um festzustellen wie hoch Ihre Hormonspiegel im Blut sind. Dann kann mit einer Ihrer hormonellen Situation angepaßten Therapie begonnen werden.

•••••••••••

Frage von D. R. aus Innsbruck
Ich habe einen schlaffen Bauch, und in einer Zeitschrift gelesen, dass ich mit einem männlichen Hormon den Bauch straffen kann. Stimmt das?

DG
Ja das stimmt. Um einen laschen Bauch wieder straffer und fester aussehen zu lassen, soll man es aber zuerst mit Sport und entsprechenden Turnübungen versuchen und auf sein „gutes Gewicht“ kommen, mit dem man angenehm leben kann . Ist der Bauch noch immer ein Problem, kann man mit einer Hormontherapie beginnen, die ein paar Wochen lang in einer medizinischen Ordination mit einem männlichen Hormon (z.B. Testogel®) und Stromapparaten durchgeführt wird.

akne und aknenarben

GERÜCHTE

„Wir haben seit 2 Jahren Akne und haben schon alles versucht, wir haben sogar schon schwere Medikamente geschluckt!“

FALSCH, liebe Mami, nur Ihr Kind hat die Akne, nicht Sie selbst. Auch wenn es noch so lieb gemeint ist, lassen Sie Ihr Kind selbst sprechen, Verantwortung übernehmen. Akne und psychische Probleme (auch mit Eltern) gehen oft Hand in Hand. Sie würden sich wundern, was Ihr Kind alles alleine schafft, wenn Sie ihm die Möglichkeit dazu geben.

Die Akne ist eine der häufigsten Erkrankungen, die von vielen zu Anfang gar nicht ernst genommen wird. Erst die Folgeerscheinungen von tiefen Narben bis zu schweren psychischen Problemen machen den Betroffenen schwer zu schaffen.

Ob 8 oder 80 Jahre alt, es gibt nur wenige Menschen, die nie unter Akne, Aknenarben, Pickeln oder unreiner Haut gelitten haben. Und glaubt der Jugendliche, er ist nun endlich aus dem Gröbsten raus, können die nächsten Pickel-Attacken, in Form einer Stress-, Hormon-, Kontakt- oder Medikamentenakne, ihn weiter ärgern. Und wer hat keinen Stress in der heutigen Zeit? Zum Beispiel Britney Spears: Ihr netter Nachbar-Bengel hat unlängst in einem Zeitungsinterview angegeben, wie sehr er sich geschreckt hat, als das jugendliche Sexidol ohne dickes Make up als Pickel- Liese im Garten herumgelaufen ist. Ist ja wirklich ein Schock für einen pubertären Britney-Fan, oder – noch genialer – ein blendender Werbegag, um Millionen von frustrierten pickeligen Teenies zuzurufen: „Schaut her, Britney ist ganz wie ihr“!!

Im Mittelalter wäre ihre Karriere sehr schnell im Feuer verglüht, weil man glaubte, dass die Akne erblich sei. So versuchte man die Betroffenen unter dem Vorwand, mit dem Teufel im Bunde zu stehen, auf dem Scheiterhaufen auszurotten.

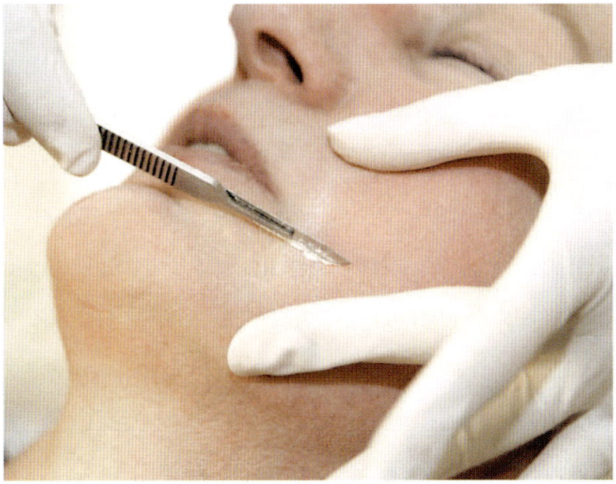

Foto/Korrak: Ordination Dr. Doris Grablowitz

Um straffende, reinigende Substanzen und Feuchtigkeit besser in die Haut einbringen zu können, werden die Hautzellen der verdickten obersten Hautschichte mit einem zarten Messerchen („Dermabrasion") abgeschliffen.

Nach chinesischer Vorstellung ist die Haut der Lunge und dem Dickdarm zugeordnet. Bei Akne setzen die Chinesen eine Störung des Gleichgewichtes von Lunge und Dickdarm voraus und behandeln ihre Patienten deshalb u.a. mit Akupunktur an den betreffenden Punkten dieser Meridiane. Akne entsteht durch die Entzündung kleiner Talgdrüsen, welche die feinen Haare am Gesicht und am Oberkörper umgeben. Beim ersten Auftauchen der Entzündungen werden sie mit Vorliebe vom Betroffenen vor dem Spiegel ausgequetscht. Das Ausdrücken von Komedonen (Mitesser) ist eine Therapie, die schon in ältester Literatur beschrieben wurde. Sie ist nicht mit dem Aufkommen des Spiegels entstanden, sondern bereits 2892 vor Christus von Matschinplat, einem phönizischem Arzt, schriftlich festgehalten worden. Meistens lernt der Jugendliche die Akne in der Pubertät kennen, wenn die Produktion der männlichen Hormone (Androgene) in den Haarfolikeln überschießt und dadurch die

TIPPS

Gerade alte Aknenarben lassen sich nicht von heute auf morgen beseitigen, auch nicht schnell durch starke Lasertherapien. Haben Sie Geduld, tragen Sie täglich Ihre medizinischen Schälcremen auf, und besprechen Sie mit Ihrem Arzt das Behandlungsprogramm, das sicherlich aus mehreren Schritten bestehen wird.

Hauttalgsekretion stark zunimmt. Aus den Komedonen entstehen durch Bakterien auf der Haut entzündete Knötchen oder Eiterpfropfen, die im schlimmsten Fall mit tiefen eingezogenen Narben verheilen.

Vor allem beim männlichen Geschlecht können die Narben sehr ausgeprägt sein und starke Komplexe hervorrufen. Nur kurz zum Trösten eingeworfen: Auch Männer mit starken Aknenarben, wie Nic Cage, Jet Li oder Sean Connery, sind zu heutigen Sexidolen geworden. Selbst Brad Pitt mit seinen bekannten Pickelproblemem hat es zum „Sexiest man alive" gebracht.

Trotzdem gilt die wichtigste Grundregel bei der Akne: Nicht zu lange mit der Therapie warten, auch wenn sie nur aus einer Komedonen-Entfernung besteht. Ist eine Akne, ganz gleich ob hormonell bedingt, oder aus anderen Ursachen entstanden, bereits ausgebrochen, sollte man einen Hautarzt aufsuchen. Dieser kann mit Medikamenten, die fast alle von der Krankenkasse bezahlt werden, einen starken Ausbruch und eventuelle Narbenbildung verhindern. Geht die Behandlung bereits in die kosmetisch-ästhetische Richtung, muss der Patient meist selber in die Tasche greifen.

In der medizinischen Kosmetik stellen Glycolsäure-Schälcremen die Basistherapie aller weiteren Behandlungen mit dar, und werden deshalb für viele Monate, statt/oder in Kombination mit normalen Kosmetika, aufgetragen. Besonders beliebt sind die Mikroschleiftherapien, die mit speziellem Schleifpapier, zartem Messerchen oder Kristallen von der Kosmetikerin oder, tiefer und stärker, vom Arzt durchgeführt werden. Die Haut fühlt sich bereits nach der ersten Sitzung frischer und sauberer an, aber für einen wirklich sichtbaren Erfolg sind unbedingt mehrere Behandlungen notwendig. Bei fortgeschrittener Akne können zusätzliche medizinische Schälkuren (Chemical Peelings – ChP) nicht nur die bestehende Akne verbessern und das großporige Hautbild verfeinern, sondern auch bereits vorhandene Aknezysten und Narben abflachen. Leidet der Patient sehr unter seinem Aussehen, werden mehrere, aber zarte ChP angewendet, bei schon stark ausgeprägten Aknenarben sogar tiefe Phenolpeelings eingesetzt. Für diese muss sich der Patient aber mindest eine Woche zurückziehen, da die Haut sehr stark schält und die Verbände auch nicht die schicksten sind. Ein sehr berühmter Kollege, der viele Phenolpeelings pro Tag durchführt, hat mir erzählt, dass er heimlich den Namen des Patienten auf den festen Gesichtspflasterverband schreibt, damit er den Behandelten beim Verabschieden und Begrüßen am nächste Tag erkennen kann. Auch Laserbehandlungen mit z.B. einem CO_2-Laser oder tiefe, blutige Schleifungen werden in Narkose oder lokaler Betäubung angeboten.

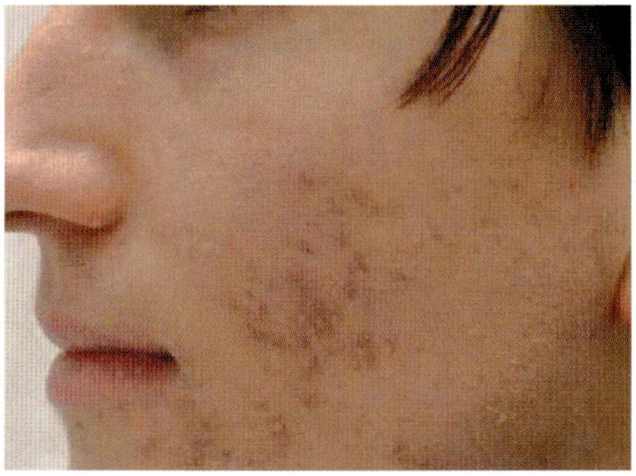

Vorher

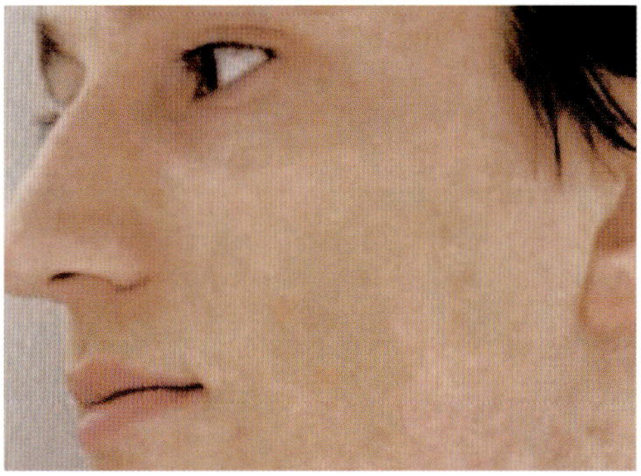

Nachher

Fotos: Ordination Dr. Doris Grablowitz

Die Aknenarben auf der Wange wurden 1x mit einem Phenolpeel behandelt.

WARNUNG

Nicht „huschhusch" in der Früh vor dem Spiegel den neuen Pickel schnell wegquetschen, die Entzündung wird nur größer. Überlassen Sie das einer erfahrenen Kosmetikerin, oder Sie nehmen sich Zeit, legen warme Kompressen auf die Haut, desinfizieren Hände und die betreffende Stelle und stechen den Pickel fachmännisch mit einer gereinigten Nadel vor dem Auspressen an.

Wichtig ist es aber zu wissen, dass mit diesen Therapien nur die Symptome der Akne, wie die großporige Haut, Pigmentverschiebungen, Zysten oder Narben verbessert werden können, die Ursache aber nicht. Findet man eine Ursache, wie z.B. bei der Hormon-Akne eine überschießende Hormonproduktion, kann diese mit Medikamenten (z.B. Gegenhormonen oder Ersatzhormonen) behandelt werden. Gemeinsam mit der lokalen Therapie ist der Erfolg am schönsten.
Um die kosmetischen Aknenarbentherapien zu vervollständigen, kann man durch die Unterspritzungen mit Füllmaterial die narbige Oberfläche der Haut heben und zusätzlich glätten.

Mein Rat:
Fangen Sie früh genug mit einer Aknebehandlung an, warten Sie nicht ab, bis sich starke Entzündungen, Furunkel oder Narben nur mehr mit schweren Medikamenten und teuren Therapien beseitigen lassen.

PATIENTEN-BRIEFE

Fr. F. M. aus Bruck
Ich bin 34 Jahre alt und hatte nie Hautprobleme, auch in der Pubertät nicht, nur jetzt leide ich ständig unter Pickeln an der Stirne und rund um den Mund. Was ist die Ursache und was kann ich dagegen tun?

DG

Zuerst muss vom Hautarzt die Ursache dieser Akne ist festgestellt werden. Es können hormonelle Änderungen, Unverträglichkeiten, Stress oder andere Ursachen daran schuld sein. Wenn möglich sollte man zuerst die Ursache beseitigen. Symptomatisch können zusätzlich Therapien mit Glycolsäurecremen, zarte Abschleifungen oder Tiefenschälkuren für ein schöneres Hautbild eingesetzt werden.

• • • • • • • • • •

Fr. E. K. aus Wien

Mein Sohn ist 15 Jahre alt und leidet extrem unter starker Akne. Der Arzt hat ihm Antibiotika verschrieben, trotzdem wird es nicht besser. Manchmal habe ich sogar den Eindruck, sein Hautzustand verschlechtert sich. Welche Behandlung würden Sie vorschlagen?.

DG

Antibiotische Therapien verbessern zwar die Entzündungen der Haut, aber auf Dauer gesehen – und gar, wenn die Behandlung wenig Erfolg zeigt – schaden sie mehr als sie nützen. Ihr Arzt soll ein Therapie-Programm mit Cremen und Schälkuren zusammenstellen, das von Ihrem Sohn längere Zeit ohne besonders auffällige Nebenwirkungen durchgeführt werden kann. Zu aggressive Eingriffe, die das Aussehen noch mehr verschlechtern, deprimieren und frustrieren die Jugendlichen mehr als sie ihnen helfen.

laser gegen falten

GERÜCHTE

„Seit es den Laser gibt, sind Chemical Peelings veraltet".

FALSCH! Der Vorteil der Chemical Peelings besteht darin, dass der Patient sich die Stärke der Schälung selber aussuchen kann, alle Varianten sind möglich, auch noch kurz vor dem Eingriff. Zweitens ist die Haut nach der Behandlung nicht wie beim Laser nass und offen, sondern trocken, sodass die Gefahr einer Infektion viel geringer ist.

Laser sind in der heutigen Medizin nicht mehr wegzudenken. Ob sie nun zur Hautglättung, gegen Äderchen oder zur Enthaarung eingesetzt werden.

Was für Ali Baba und die 40 Räuber der Spruch „Sesam öffne Dich" bedeutete, ist das Zauberwort für hoffnungsvolle Patienten heute ganz eindeutig „Laser". Egal, ob es sich um Fußwarzen, Körperbehaarung, Falten oder Krampfadern handelt, der Laser würde alles heilen und kann Wunder verbringen.

Nun, ganz so einfach ist es leider nicht. Der Laser gehört eindeutig zu den hochqualifiziertesten technischen Einrichtungen der heutigen modernen Medizin, aber er ist trotzdem nicht bei jedem Problem die Therapie der ersten Wahl.

Albert Einstein war der Erste, der sich 1917 mit der Idee der verstärkten Lichtabgabe befasste und damit den theoretischen Grundstein für jede weitere wissenschaftliche Arbeit legte. Die Bezeichnung „Laser" wurde erst 1960 von einem amerikanischen Physiker namens Theodore Maiman geprägt. Er verwendete einen Rubinkristall, um Lichtstrahlen zu bündeln und erzeugte so die intensivste Lichtquelle die wir heute kennen. Würde man einen Laserstrahl von der Erde zum Mond, also 400.000 km weit schicken, so würde sich der Strahl auf seinem langen Weg nur um 200 m auffächern! Damit übertrifft der Laser an Präzision alle bisher bekannten technischen Instrumente und macht ihn für die Medizin besonders interessant. Da der Laser nur Licht einer ganz bestimmten Wellenlänge besitzt, kann er gezielt unerwünschte Veränderungen im Gewebe behandeln, ohne die umliegenden, gesunden Strukturen zu zerstören.

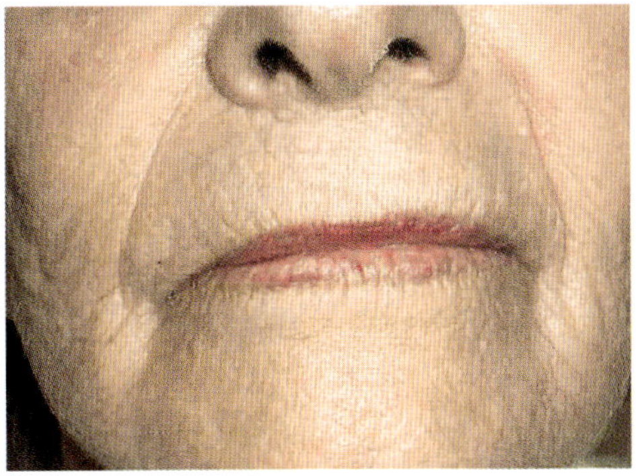

VORHER

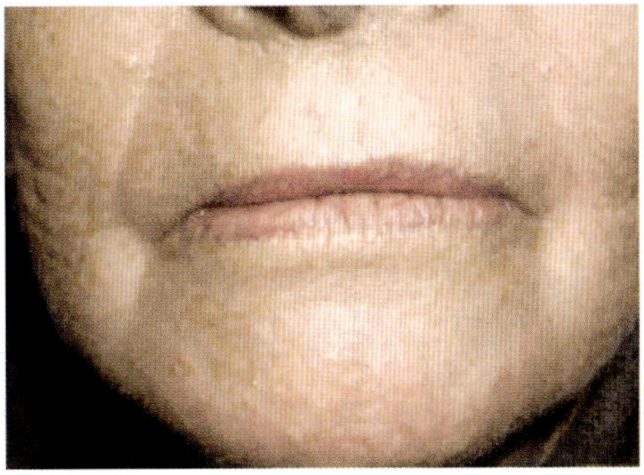

NACHHER

Der erste Laser, der die Schönheitsmedizin revolutionierte, war der CO_2 Laser. Die Erwartungen waren sehr groß, da eine Behandlung mit dem Laser alte faltige Haut zu einer weichen, rosigen, neuen verwandeln sollte. Verlockend war auch die einfache Handhabung der Geräte, und die Einschulung dauerte nur wenige Stunden. Nach dem ersten Ansturm sah man jedoch vieles nüchterner. Empfindliche Patienten brauchen eine Vollnarkose, weniger empfindliche kommen mit einer Anästhesiecreme aus. Die Patienten müssen sich für 1-2 Wochen komplett zu-

Fotos: Ordination Dr. Doris Grablowitz

Die Patientin wurde um die Mundpartie mit einem starken CO_2 Laser behandelt. Schutz vor starker Sonnenbestrahlung, sowie Eincremen mit hohem Lichtschutzfaktor ist für die nächsten Monate Pflicht.

TIPPS

Haben Sie eine hohe Erwartungshaltung oder stark ausgeprägte Falten, so sollten Sie ein „Chemical Peeling“ oder einen starken CO_2 Laser anderen Behandlungen vorziehen. Der schmerzlose „nonablative Laser“ lässt Sie frischer und glatter aussehen, macht Sie aber nicht um 10 Jahre jünger.

WARNUNG
Lassen Sie sich nur von Ärzten lasern, die viel Erfahrung mit der Haut haben. Auf den Knopf drücken und lasern kann jeder, die Haut richtig einschätzen und unerwünschte Reaktionen voraussehen oder abfangen kann nur der Hautspezialist.

rückziehen, da sie mit nasser Haut oder festen Verbänden weder berufs- noch alltagstauglich sind, und die empfindliche Haut soll für mindest ein halbes Jahr geschont und nicht der Sonne ausgesetzt werden. Da nach dem Eingriff die Gefahr einer Pigmentstörung gegeben ist, werden die Patienten einige Wochen mit bestimmten Cremen und starkem Sonnenblocker vom Arzt eingestellt. Außerdem ist die Laserbehandlung sehr teuer, so dass nach genauer Aufklärung letztendlich viel weniger Patienten in Frage kommen, als man vorher dachte. Und mancher Arzt, der durch die einfache Gebrauchsanweisung des Lasers verlockt, in die Schönheitsmedizin einsteigen möchte, muss feststellen, dass das Arbeiten mit der Haut doch ein spezielles Fachwissen voraussetzt.

Trotzdem, die Möglichkeit ohne chirurgisch-schneidenden Eingriff zu einer glatten Haut zu kommen, war zum ersten Mal gegeben. Und unter perfekten Vorraussetzungen – etwas Zeit, viel Disziplin und 2000-3500 € – kann man nach 2 Wochen um 10-15 Jahre jünger aussehen.

Mit der Zeit etablierten sich auch verschiedene weniger aggressive Varianten des CO_2 Lasers und Kombinationslaser, die etwas kostengünstiger waren, weniger Nebenwirkungen zeigten, aber auch genügend Erfolge brachten.

Ebenfalls wurden die Verbände perfektioniert. Saß ich noch vor Jahren in Amerika vor einer Puppe und übte unter Anleitung das komplizierte Ausschneiden, Anpassen und Aufkleben von Gel-Teilchen, so werden heute die perfekt zugeschnittenen Verbandsmasken schon fertig in die Arztpraxis geliefert.

Eine ganz neue Entwicklung hat in den letzten 2 Jahren den

Schönheitsmarkt erobert, der „nonablative" (nicht Haut abtragende) Laser. Der Laserstrahl verbrennt die oberste Hautschichte nicht, dringt in die tieferen ein und veranlasst dort die Bildung eines neuen Kollagenstützgewebes. Die Haut erscheint nach 1-2 Monaten fester, praller, die Falten werden flacher. Der Laser schmerzt nicht und der Patient kann nach der Behandlung sofort nach Hause gehen. Ein Leckerbissen für alle Berufstätigen und Manager, die keine Zeit für Heilungsphasen, Eincremen und lästige Arztkontrollbesuche haben.

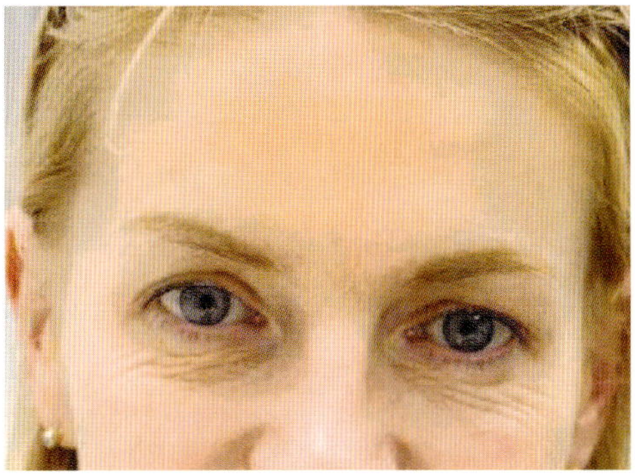

VORHER

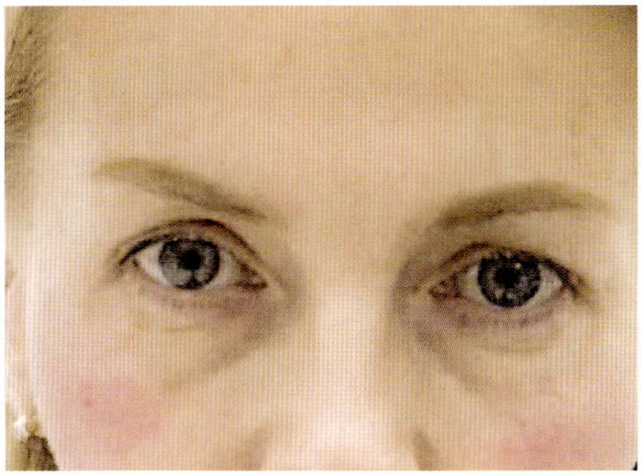

NACHHER

Fotos: Ordination Dr. Doris Grablowitz

Die Haut im unteren Augenbereich der Patientin wurde mit einem „Nonablativen" Laser behandelt (mehrere Sitzungen).

Der Vorteil, dass die oberste Hautschichte nicht verändert wird, kann aber insoferne auch einen Nachteil darstellen, wenn der Patient über Pigmentflecke oder andere unerwünschte Hautauflagerungen klagt. In diesen Fällen muss man auf den CO_2 Laser zurückgreifen, oder nach der Behandlung mit dem nonablativen Laser eine Therapie mit Schälkuren durchführen.

Nicht vorenthalten möchte ich Ihnen Laserbehandlungen, mit denen man lästige Überbehaarung an verschiedensten Körperstellen bei

Frauen und Männern, sowie Gesichtsäderchen oder Besenreiser behandeln kann.

Lassen wir vorerst die Patientenbriefe darüber sprechen:

PATIENTENBRIEFE

Fr. L. G. aus Wien, 18
Ich leide seit vielen Jahren unter roten Äderchen im Gesicht und hatte auch schon einige Behandlungen im Krankenhaus und in privaten Instituten. Doch die Haut war nachher einige Wochen dunkelschwarz – rot und Erfolg war auch keiner zu sehen. Gibt es bessere Behandlungen oder kann man mit einem Chemical Peeling die Äderchen weg bekommen?

DG
Chemical Peelings werden zur Straffung und Glättung der Haut durchgeführt, auf die roten Äderchen haben sie keinen Einfluss. Das modernste Instrument für die Behandlung Ihres Problems ist der Laser, von dem es aber mehrere Typen auf dem Markt gibt. Da jede Firma behauptet, ihrer sei der Beste, suchen Sie bitte einen Arzt auf, der auf Laserbehandlungen spezialisiert ist. Die Behandlung muss in manchen Fällen auch mehrmals hintereinander durchgeführt werden, da die sichtbaren Äderchen oft nur die „Spitze des Eisberges" darstellen. Darunter kann ein noch größerer Gefäßknäuel liegen, der auch behandelt werden muss.

Fr. B. P. aus Neusiedl am See

Ich bin 66 Jahre alt und habe mir kürzlich mit einer sehr schmerzhaften Behandlung den Damenbart auf der Oberlippe mit Laser entfernen lassen. Die Assistentin hat mich so unregelmäßige behandelt, dass es einmal scharf gestochen hat, dann wieder weniger. Kann das sein? Und wie schmerzhaft ist es dann erst bei Besenreisern? Dicke weiße Bartstoppeln sind noch übriggeblieben, die Ärztin hat mir eine Creme verschrieben, die das Wachstum aber nur verzögert. Gibt es wirklich nichts dagegen?

DG

Zur Haarentfernung gibt es derzeit verschiedene Laserarten, manche schmerzen mehr, manche weniger. Auch die Anzahl der Behandlungen variiert sehr stark, von einer bis mehreren, je nach Gerät. Doch eines haben sie alle gemeinsam: Ganz selten können wirklich ALLE lästigen Härchen entfernt werden, meist bleiben die helleren, weißen oder sehr dicken Borstenhärchen über. Ein Trick: Bei auf Laser nicht ansprechende Haarreste auf die alte Elektroepilation umsteigen und es mit dieser Behandlung weiter versuchen. Gehen wir davon aus, dass die Assistentin Sie richtig behandelt hat, dann können für Ihre unregelmäßige Schmerzempfindung die unterschiedlichen Gesichtsareale Schuld sein. In diesem Sinne auch keine Angst vor einer Besenreiserbehandlung, dabei spüren Sie nur ein leichtes Pieksen.

problemfall: haare

GERÜCHTE

„Glatzköpfe sind potenter“.
SORRY. Auch dieses kleine Trostpflaster ist keines. Die Ursache von Kahlköpfigkeit liegt zwar oft in der Konzentration des männlichen Hormons Testosteron, aber nur in den betroffenen Haarfolikeln, was leider nichts mit stärkerer männlicher Potenz zu tun hat.

Wer mag kein fülliges, schönes, dichtes Haar! Ist der Haarausfall, besonders bei vererbter Veranlagung schon vorprogrammiert, gibt es trotzdem viele Möglichkeiten zu einer neuen Haarpracht zu kommen.

Sagen Sie nicht, dass Sie nie Probleme mit Ihrer Haarfülle gehabt haben. Fast jeder von uns hat Phasen, in denen er ängstlich die in der Bürste zurückgebliebenen Haare zählt oder gar Alpträume hat, die Haare zu verlieren. Jeder zweite Mann und jede fünfte Frau leiden im Laufe ihres Lebens an Haarausfall.

Eigentlich unverständlich in einer Zeit, wo Kojak, Bruce Willis oder Sean Connery sehr männlich und sexy mit ihrem Kahlkopf auftreten. Ihrer Ausstrahlung aber zum Trotz ergab eine Studie der LMU München, dass eine Glatze für die Träger nicht nur ein ästhetisches Problem darstellt, sondern auch den beruflichen Werdegang negativ beeinflusst. Schlimmer noch, das deutsche Umfrageinstitut Emnid stellte fest, dass Singlemänner mit Kahlwuchs 6x schlechtere Chancen bei Damen haben, als die Geschlechtsgenossen mit fülligem Haar. Außerdem werden Glatzenträger von den weiblich Befragten als weniger attraktiv,

unsympathischer und weniger dynamisch angesehen.
Ein schwacher Trost, dass es den Frauen bei Haarverlust nicht besser ergeht. Eine schöne, dichte Wallemähne wird von vielen Männern noch immer als hervorragendes weibliches Merkmal angesehen. Mit dem Verlust der Haare wird daher oft der Verlust von Weiblichkeit assoziiert.

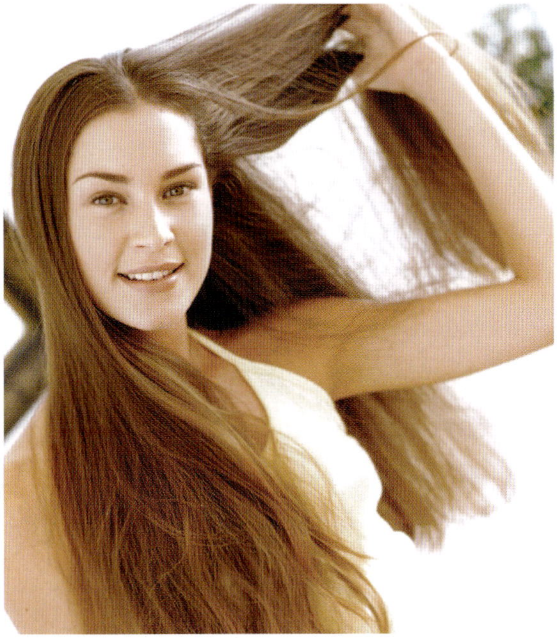

Foto: Mario Mayer/Pix Agentur

Nicht nur Männer haben Probleme mit Haarausfall. Schönes fülliges Haar bei Frauen ist noch immer eine wichtige weibliche Domäne. Haarverlust kann daher leicht bis zu seelischen Problemen führen.

Kein Wunder, dass man schon seit der Antike mit verschiedensten Mitteln versucht, schwindenden Haarwuchs wieder anzukurbeln. Von den alten Ägyptern und Griechen wissen wir, dass sie dafür Substanzen wie Meerkrabbengalle und Taubenkot verwendeten.
Auch unsere heutige kosmetisch-medizinische Industrie bietet Unmengen an verschiedenen Haarwässerchen und Cremen an, die erstaunlich großen Absatz finden.
Dabei hat unser Haar so starke Reißqualitäten!
Vergleichen wir das menschliche Haar mit Seiden-, Schafwoll-, Glas-, Jutefaser oder Stahlseil – was glauben Sie, wer von den genannten Stoffen mehr an Gewicht aushält? Sie haben Recht, Seide ist es nicht.

TIPPS

Der Mensch verliert täglich 50-100 Haare. Das ist normal. Haben Sie Angst, dass Ihnen zu viele ausfallen, dann zählen Sie die Haare, die an einem Tag in der Bürste und am Pullover zurückbleiben. Sind es viel mehr als 100, sollten Sie Ihren Arzt aufsuchen.

WARNUNG

Kunst- oder Fremdhaarimplantate sollten nicht der „Haarersatz der ersten Wahl" sein. Da sie nach einiger Zeit abbrechen, oft abgestoßen werden und Narbenplatten hinterlassen können, soll man vorerst nach anderen Haarersatz-Möglichkeiten suchen.

Stahlseil ist am reißfestesten, aber gleich danach kommt das Haar. Mit einer Festigkeit von 80 g pro Haar könnte ein gesunder Schopf mit durchschnittlich 100.000 Haaren eine Last von 8 Tonnen tragen, das entspricht ungefähr dem Gewicht von 10 Mittelklasseautos.

Und trotzdem fallen sie aus?

Leider gibt es viele Gründe, wie erbliche Ursachen, den normalen Alterungsprozess, der die Haare verdünnt, Vergiftungen, Stoffwechselstörungen, bestimmte Medikamente, Stress, Schockerlebnisse, mechanische Schäden und falsche Immunabwehr (beim so genannten „kreisrunden Haarausfall").

Bei Frauen sind sehr häufig Veränderungen im eigenen Hormonhaushalt schuld, wie Störungen der Schilddrüsenfunktion, Hormonpräparate, ein Übermaß an männlichen Hormonen (Androgenen) oder Östrogenverschiebungen nach der Schwangerschaft.

Beim Mann liegen die Ursachen vor allem im Erbgut, Alter und in der Konzentration des männlichen Geschlechtshormons Testosteron.

Leidet man unter intensivem Haarausfall, muss zuerst der Arzt aufgesucht werden. Sind alle medizinischen Therapien ausgeschöpft, gibt es noch immer viele andere Möglichkeiten, zu einer dichteren Haarfülle zu kommen.

Die einfachsten sind Abdeckungssprays oder -puder für ausgedünnte, hellere Kopfareale, sowie natürlich aussehende Haartoupets und Perücken. Weniger verrutschen können vom Fachmann/Friseur angeschweißte größere Haarteile („Hairweaving"), oder Haarsträhnchen, die alle 2-4 Monate wieder gelöst und neu angesetzt werden müssen.

Eine operative medizinische Haardichte lässt sich erreichen durch Hautausschneidung, bei der die Größe der Glatze verringert wird, durch haartragende Hautlappen, mit denen man kahle Kopfstellen bedecken kann und durch Haarverpflanzung, die heute am häufigsten durchgeführte und beliebteste Methode: Vor der Operation bestimmen Patient und Arzt die gewünschte Stirnhaut-Haargrenze. Aus dem noch verbliebenem Haarkranz oder vom behaarten Hinterkopf wird unter örtlicher Betäubung ein schmaler, behaarter Hautstreifen entnommen und in winzige kleine Haareinheiten zerlegt. Diese werden mit mit einer Mikropinzette in kleine vorbereitete Schnittchen auf den kahlen Kopfstellen eingepflanzt. Je kleiner die Hautinselchen sind, je weniger Haarwurzeln sich darauf befinden (1-5), desto aufwendiger ist die Prozedur, aber schöner und natürlicher das Ergebnis.

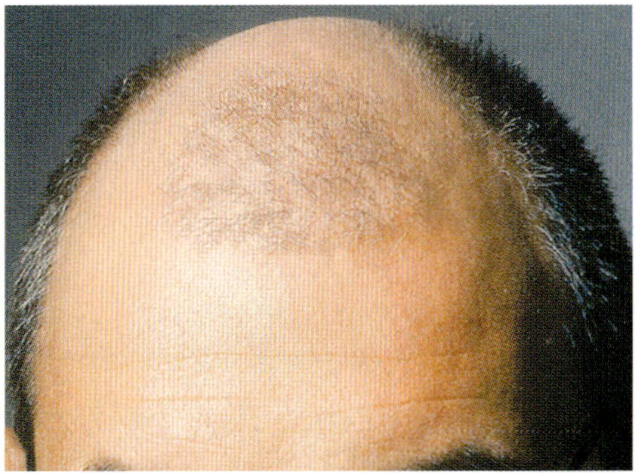

VORHER

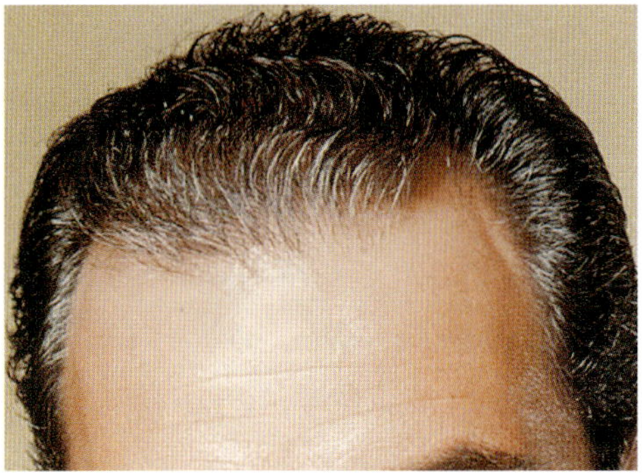

NACHHER

Foto: Moser Medical Group

Dem Patienten wurden Kleinsttransplantate von 1-3 Haaren in die kahlen Kopfstellen verpflanzt.

Mein Rat:
Sind Sie starker Raucher und haben Sie sich zu einer Eigenhaartransplantation entschlossen, so versuchen Sie für wenigsten 2 Wochen nach dem Eingriff nicht zu rauchen. Bereits nach dem ersten Zigarettenzug ziehen sich die kleinsten Gefäßchen, die für den gesunden Stoffwechsel der Zellen verantwortlich sind, stark zusammen. Der Einheilungsprozess der kleinen Haarteilchen ist beim Raucher daher eingeschränkt und dauert länger als beim Nichtraucher.

PATIENTEN-BRIEFE

Fr. C. L. aus Ybbs
Seit meiner Schwangerschaft vor einem 1/2 Jahr verliere ich ständig Haare, nicht nur beim Kämmen und Waschen, auch auf meinem Kopfpolster liegen in der Früh viele Haare. Was kann ich tun, um keine Glatze zu bekommen?

DG
Nach einer Schwangerschaft kommt es häufig zu einem leichten Haarverlust. Dieser ist aber nur vorrübergehend, und es reicht, wenn Sie sich leichte haarstärkende Medikamente und Vitamine vom Arzt oder aus der Apotheke besorgen. Trotzdem sollte man keine versteckten Ursachen oder Grundkrankheiten übersehen. Deswegen kann der Arzt, wenn keine Besserung auftritt, eine Blutuntersuchung vornehmen, und wenn nötig mit einer entsprechenden Behandlung eingreifen.

Fr. I. S. aus Wien 5

Ich bin jetzt 58 Jahre und verliere seit Jahren so viele Haare, dass auf meinem behaarten Kopf viele Stellen viel heller aussehen als andere. Mein Arzt sagt, das kommt von den schlechten Hormonen, da ich schon früh eine Unterleibsoperation gehabt habe. Ich habe schon so viele Pillen versucht, aber nichts hat meinen Haarwuchs verbessert. Gibt es etwas anderes?

DG

Sie können „schwindeln“. Beispielsweise können Sie sich bei einem Arzt, der Permanent make up durchführt, den Haarboden etwas dunkler pigmentieren lassen, damit er nicht mehr so hell durchscheint. Diese Behandlung sollte alle 3-4 Jahre wiederholt werden. Beim Friseur lasssen Sie sich an den ausgedünnteren Haarstellen künstliche Haarsträhnchen anschweißen. Dies ist zwar eine etwas langwierige Prozedur, die alle 3-4 Monate wiederholt werden sollte, aber Ihr Haar wird anschließend voller und fülliger aussehen.

schöne zähne: die pflege

Strahlend weiße, gerade Zähne und gesundes Zahnfleisch sind längst kein unerreichbarer Wunschtraum mehr. Grundvoraussetzung dafür ist aber eine regelmäßige und gründliche Zahnpflege.

GERÜCHTE

„Zahnfäule (Karies), Löcher und Schmerzen werden durch weiße Zahnwürmer mit schwarzen Köpfen verursacht, die sichtbar werden, wenn ein Zahn gezogen wird". FALSCH Das dachten aber nicht nur die Chinesen vor 5000 Jahren, oder die Azteken, den Zahnwurm fürchtete man bis in unsere Breitengrade. Endgültig aufgeräumt wurde mit dieser Mär erst 1728 durch die Forschungen des Bretonen Pierre Fauchards. Aber unter uns – Fäulnisbakterien unter dem Mikroskop betrachtet schauen auch nicht viel schöner aus.

Fast jeder von uns hat schon einmal eine „Zahn-Situation" erlebt, an die er ungern erinnert wird. Stellen Sie sich beispielsweise ein heißersehntes romantisches Kerzenlicht-Dinner mit der Angebeteten vor, beide schauen sich tief in die Augen, bis der Zwetschkenkern im Kompott zum Kaiserschmarrn die Krone seines Vorderzahnes ausbricht. Ade Romantik, denn dank des heutigen Stellenwertes von schönen Zähnen ist dieses Rendezvous dem Untergang geweiht. Hätte der Arme im Mittelalter gelebt, wäre er zum Bader gegangen, der zur damaligen Zeit nicht nur Bart und Haare schnitt, sondern auch chirurgische Zahnbehandlungen vornahm. Zog der Bader seinem Kunden einen Zahn, so steckte er ihm beim nächsten Besuch einen Esslöffel in den zahnlosen Mund, damit er über die so nach außen gewölbte Backe besser rasieren konnte.

Durch seine Berechtigung zu „ärztlichen Eingriffen“ war der Bader im Spätbarock zur Zeit Ludwigs XIV. so angesehen, dass er sogar „den Degen tragen“ durfte. Später entwickelten sich aus den Badern Heilgehilfen und aus dem Barbier wurde der Perückenmacher und Friseur. Die Zahnheilkunde wurde von den Ärzten übernommen. Aber trotz der heutigen modernen ästhetischen Zahnmedizin ist eine konsequente Zahnpflege noch immer die Grundvoraussetzung für schöne, gesunde Zähne. Und dies wird viel zu sehr vernachlässigt.

Zu wenige Menschen putzen sich regelmäßig die Zähne, auch wenn ein Leben lang tagtäglich Zucker und Säure am Zahn nagen, Tee, Rotwein, Kaffee und Nikotin den Schmelz verfärben und Essensreste über Nacht zwischen den Zähnen stecken bleiben. Wenn keine anständige Pflege besteht, sind Parodontitis (Zahnfleischentzündung) und Karies (Zahnfäule), die durch Mikroorganismen in der Plaque (Zahnbelag) oder in tiefen Zahnfleischtaschen hervorgerufen werden, die gefährlichen Folgen. Die Keime können über den Blutweg auch an

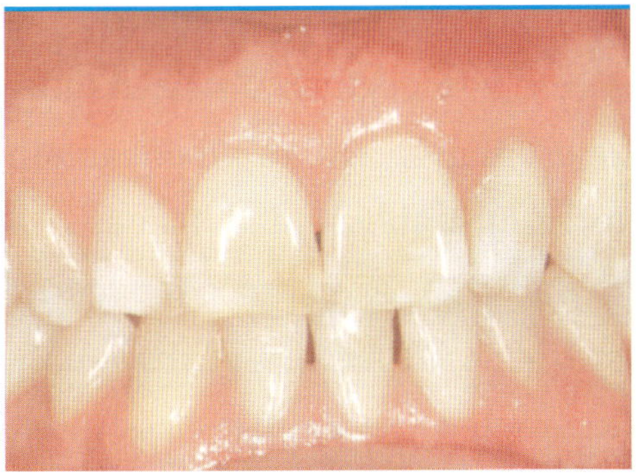

Vorher

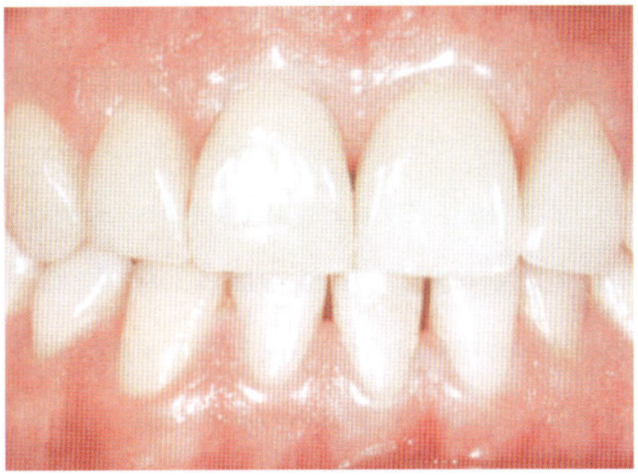

Nachher

Fotos: Ordination Dr. Doris Grablowitz

Besonders das Rauchen kann dem Weiss der Zähne sehr schaden. Regelmäßige Zahnhygiene und bei Bedarf auch Bleichen der Zähne verhelfen wieder zu einem schönen weissen Lachen.

TIPPS

Zahnbürsten sollten maximal 2 Monate benützt und dann weggeworfen werden. Auch ein öfterer Wechsel von Zahnpasten kann davor schützen, dass sich die Mundkeime an ein bestimmtes Desinfiziens gewöhnen und immun dagegen werden.

andere Stellen des Körpers gelangen und dort großen Schaden anrichten. Zähneputzen ist daher die Basis jeder ästhetischen Zahnpflege und sollte 3x täglich oder regelmäßig nach den Mahlzeiten, mindestens 2 Minuten lang, durchgeführt werden. Als Richtungstipp der kreisenden Bewegungen gilt: Immer von rot nach weiß. Mit den lustigen, weichen Dinosaurierbürstchen für Kinder oder den elektrischen Bürsten für Bewegungsfaule wird die Zahnpflege ja richtig leicht gemacht.

Schwerer hatten es die Menschen vor mehreren tausend Jahren. Die erste Zahnbürste war ein sog. „Kaustock" aus kleinen Zweigen oder Wurzeln, die man solange kaute bis die losen Fasern zu einer rauhen Bürste formbar waren. Traditionsbewusste Australier und Afrikaner säubern heute noch ihre Zähne mit einem Kaustock. Die Römer verwendeten Stachelschwein-borsten als Zahnstocher und Alexander der Große putzte mit einem dünnen rauen Leinentuch seine Zähne. Das Patent unserer heutigen Zahnbürsten mit Nylonborsten haben wir dem Kalifornier Dr. Robert Hutson zu verdanken.

Auch die Zahnseide ist ein wichtiges Pflegeutensil, um die Zahnzwischenräume nach dem Zähneputzen noch gründlicher zu reinigen. Immerhin tummeln sich über 500 verschiedene Bakterien in der Mundhöhle. Zahnseide sollte man daher täglich vorsichtig, ohne das Zahnfleisch zu verletzen, anwenden und danach den Mund mit Mundwasser ausspülen.

1-2 mal im Jahr ist auch die Durchführung einer Prophylaxe-Behandlung vom Zahnarzt oder seinen geschulten Dentalhygienikern anzuraten. Mit einem Ultraschallgerät und Handinstrumenten werden

Zahnstein und braune Beläge (insbesondere bei Rauchern) entfernt, die Zahnzwischenräume professionell gereinigt und die Zähne mit Fluor versiegelt und poliert.

Mein Rat:
Lernen Sie bereits Ihren kleinen Kindern, dass das Zähneputzen in der Früh und am Abend genauso selbstverständlich ist, wie das Essen und Trinken. Und gehen Sie mit gutem Beispiel voran!

WARNUNG
Neueste Untersuchungen aus Finnland, USA und Deutschland haben ergeben, dass beim Vorliegen einer Zahnfleischentzündung sich das Herzinfarktrisiko verdoppelt, das Schlaganfallrisiko verdreifacht und das Risiko einer Frühgeburt verachtfacht!

PATIENTEN-BRIEF

Frau S. H. aus Wr. Neustadt
Ich habe eine starke Entzündung in meinem Mund bekommen, weil ich mit der Zahnseide zu stark geputzt habe. Mein Zahnarzt hat mir abgeraten, sie weiter zu benützen. Ist Zahnseide jetzt gut, oder schlecht?

DG:
Zahnseide ist ein wichtiges Pflegeutensil, nur muss sie auch richtig eingesetzt werden. Festes Reiben, bis das Zahnfleisch blutet, ist genauso schlecht, wie nur zaghaftes Benützen, bei dem noch Essensreste in den Zahnzwischenräumen stecken bleiben. Günstig ist es, nach Verwendung der Zahnseide mit einem Mundwasser nachzuspülen.

schöne zähne: zahnkorrekturen

GERÜCHTE

„Der Patient trug sein Kieferimplantat im Beckenknochen und ist damit Schifahren gegangen".

RICHTIG. Bei massivem Kieferknochenschwund wird nach neuer Methode ein passender Beckenknochen herausgeschnitten, das Implantat eingebaut, mit Schleimhaut beschichtet und zum „weiteren Heranwachsen" wieder in den Beckenknochen rückeingesetzt.

Ein strahlend weißes Lächeln mit schönen gesunden Zähnen war schon immer eine Garantie für sympathische Ausstrahlung, Attraktivität und Selbstbewußtsein, aber nur wenige Menschen besitzen von Natur aus eine perfekte Zahnsubstanz.

Faye Dunaway und viele andere Schauspieler machen es uns vor, das perfekte Hollywood-Zahnpasten-Lächeln. Zum Trost für viele sei gesagt: Dunaway hat es auch nicht nur vom Zähneputzen. Sie hat genug dafür in Kauf nehmen müssen, wie zum Beispiel das Tragen einer Zahnspange für längere Zeit. Sie, oder Tom Cruise gehen da mit gutem Beispiel voran, denn bei Erwachsenen hält sich die Zahnspangen-Euphorie noch in Grenzen.

Im Gegensatz dazu ist sie bei den Kindern heute schon zum Kult geworden. Voller Aufregungen überlegen die Kleinen und Jugendlichen, welche Farbe der neue Begleiter im Mund bekommen, und wie er heißen soll. (Die von meinem Sohn heißt „Tabak Joe").

Verdanken können wir das Kultgestell Pierre Fauchard, der als „Vater der

Kieferorthopädie“ im Jahre 1728 in seinem Buch “Le Chirurgien Dentiste” zur Korrektur von Zahn-Fehlstellugen einen gebogenen Metallstreifen, der an den Zähnen mit Draht fixiert wurde, vorstellte. Dr. Edward H. Angle führte um 1887 die „Brackets“ ein, mit dem die Drahtbögen auf den Zähnen befestigt wurden. Seine Technik wird bis heute bei festen Zahnspangen verwendet, und von fast 70% der Jugendlichen in den USA mit Begeisterung getragen. In der Zwischenzeit gibt es auch „versteckte Brackets“, und farblose Spangen in Glasklar, die man nur beim ganz genauen Hinschauen erkennt.

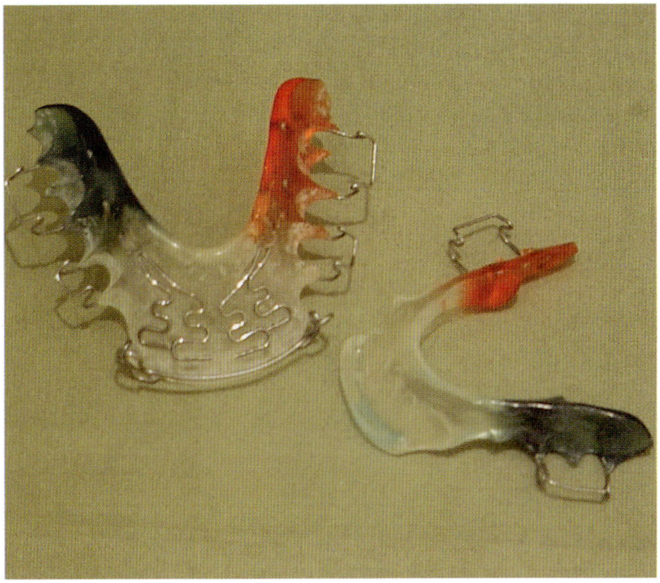

Foto: Ordination Dr. Doris Grablowitz

Die heutigen Zahnspangen schauen lustig bunt aus und tragen Namen. Das ist „Tabak Joe“.

Für alle, die behaupten, mit festsitzenden Spangen kann man nicht so gut essen oder küssen, gibt es eine „unsichtbare Plastikschiene“, die man einfach über das Gebiss steckt und nur bei Bedarf zum Zähneputzen oder Essen abnimmt. Alle zwei Wochen muss die Schiene gegen eine neue ausgewechselt werden. Konzipiert ist das System für Erwachsene und Jugendliche ab dem 18. Lebensjahr, denn Zahndurchbruch und Schädelwachstum müssen bereits abgeschlossen sein.

TIPP
Vermeiden Sie es, Süßigkeiten in kurzen Abständen zu essen. Zucker bewirkt im Mund jedes Mal einen ph-Abfall, und damit eine Säureproduktion durch die Umwandlung von Zucker in Säure. Erfolgt der Säureangriff zu schnell hintereinander, sind Zahnschäden vorprogrammiert.

WARNUNG
Leider kommt es manchmal vor, dass ein Implantat vom Körper nicht angenommen wird oder den Belastungen nicht standhält. Bitte halten Sie sich genau nach den ärztlichen Pflegeanweisungen. Sie sind sowohl für die Einheilchancen nach dem Einsetzen, als auch für die Haltbarkeit des Implantats entscheidend.

Ganz wichtig ist nicht nur den Österreichern und Deutschen die weiße Farbe der Zähne. Unsummen werden für bleichende Zahnpasten ausgegeben, die oft nicht den gewünschten Erfolg bringen. Wer einen schnelleren Vorher-Nachhereffekt sehen möchte, muss sich beim Zahnarzt einer Bleaching Therapie unterziehen, bei der mit Bleichgels und Halteschienen (Heimtherapie, dauert Tage bis Wochen), oder Speziallampen mit photoaktiven Substanzen beim Arzt (Einmaltherapie, Dauer ca. 90 min.) die Zähne aufgehellt werden.

Wem diese Bleichmethode nicht genügt, der kann seine Zähne mit „Veneers" beschichten lassen, das sind Keramikschalen in nur millimeterstarker Dimension, die auf die zuvor hauchdünn beschliffenen Zähne verklebt werden und bis zu 15 Jahre, manchmal auch länger, halten. Damit können auch unschön verfärbte Schneidezähne, sowie kleinere Lücken im Frontzahnbereich verdeckt werden.

Für ein perfektes weißes Gebiss müssen aber auch die Zahnfüllungen stimmen, die beim Lachen oder Öffnen des Mundes zu sehen sind. Obwohl Gold in manchen Länder ein Statussymbol darstellt, ist es wie Amalgan, für viele Menschen von der Farbe her nicht befriedigend. Abhilfe schaffen Keramikfüllungen, die dem Farbton der Eigenzähne genau angepasst werden. Etwas günstiger als Keramik sind Compositefüllungen mit Kunststoff, die bei guter Pflege auch bis zu 10 Jahre halten.

Zu einer anderen ästhetischen Methode auf hohem Niveau gehören die Implantate. Wer durch Zahnverlust größere Lücken im Gebiss besitzt, braucht keine Prothese mehr zu tragen, oder sich wegen einer „Brücke", umliegende gesunde Zähne beschleifen zu lassen. „Implantat“ leitet sich vom lateinischen „implantare“ / „einpflanzen” ab, und bedeutet in der Zahnmedizin das Einpflanzen einer künstlichen (Titan)-Zahnwurzel in den Kieferknochen, um darauf einen künstlichen neuen Zahn aufzubauen. Der Eingriff wird nicht nur bei Erwachsenen, sondern auch schon bei Jugendlichen ab dem ca. 16. Lebensjahr durchgeführt. Ob bei Jung oder Alt, wenn noch im Jahre 1980 nur circa 500 Implantate gesetzt wurden, waren es im Jahre 1994 bereits über 150.000.

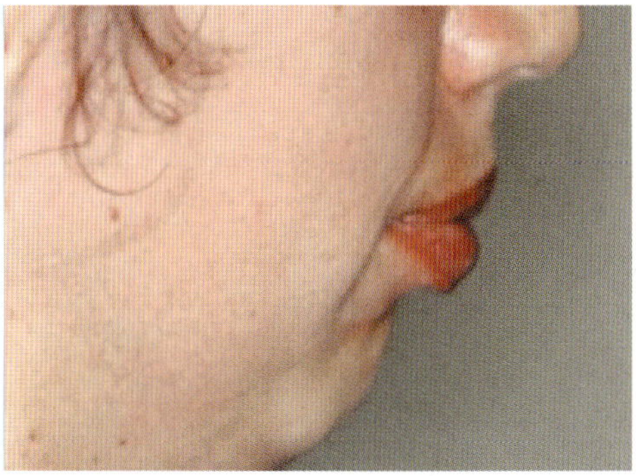

VORHER

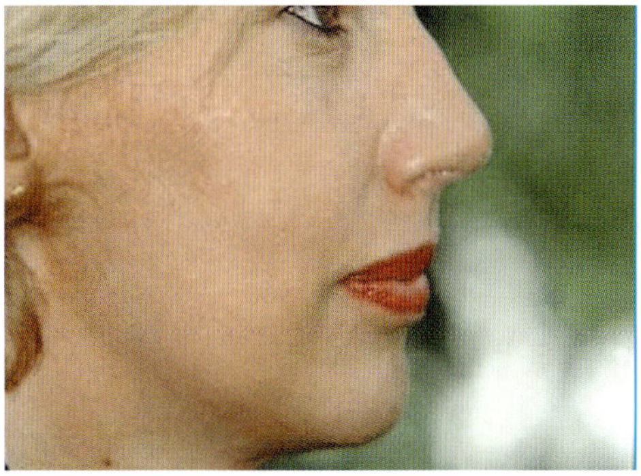

NACHHER

Fotos: Ordination Prof. Dr.Dr. Kurt Vinzenz

Es ist die gleiche Patientin! Mittels 3er Operationen wurde der Oberkiefer verbreitert, der Unterkiefer vorgesetzt und die verlorenen Zähne mit Implantaten ersetzt.

Müssen auch die Weichteile rund um das Implantat aufgebaut werden, kann Zahnfleisch von einer anderen Stelle entnommen und an die fehlende Stelle transplantiert werden.

Ein ganz neuer Eingriff auf dem Sektor der ästhetischen Kieferoperationen ist die „Knochenbruchdehnung“, bei der mit kleinen Sägeschnitten und einem Dehnapparat über 2-3 Wochen die Kieferform verändert, oder bei Knochenschwund wieder jugendlich aufgebaut werden kann. Darüber aber mehr in der Folge: Rund um das Kinn.

PATIENTEN-
BRIEFE

Frage von T. M. aus Wien 5

Mein 9 jähriger Sohn hat sehr schiefe Zähne im Oberkiefer. Da mein Mann auch sehr schiefe Zähne besitzt und sehr darunter leidet, bin ich mit meinem Sohn zum Zahnarzt gegangen, um ihm eine Zahnspange anpassen zu lassen. Der Arzt hat aber gesagt, er wäre noch zu jung dafür. Ein anderer Kieferorthopäde hat wieder gesagt, man soll früh damit beginnen. Ich möchte jetzt wissen, was stimmt. Gibt es auch Zahnspangen für meinen Mann? Und was würde das kosten?

DG

Ob und wann eine Zahnspange verordnet wird, ist nicht abhängig vom Alter, sondern von der Art der Fehlstellung. Bei Kieferknochen-Fehlstellungen sofort (schon ab dem 4. LJ), bei Zahnfehlstellungen erst später. Um das genau zu erkennen, wird eine Schädel-Computeranalyse und eine Profil-Analyse durchgeführt, bei Kindern auch noch eine Wachstumsanalyse (ob sich die Fehlstellung von Natur aus verschlechtert oder verbessert). Das Behandlungsjahr für eine feste Spange bei einem Kind kostet ca. 1800 EUR, die Behandlung dauert je nach Problem ca. 6 - 24 Monate. Für Erwachsene, die sich genieren Spangen zu tragen, gibt es die „Linqualtechnik" (Brackets werden an der Zahnhinterseite aufgeklebt) oder Brackets aus durchsichtig gepresstem Saphirstaub.

Fr. Z. H. aus Wien 6

Mein Zahnarzt, bei dem ich wegen Zahnfleischentzündung in Behandlung bin, will mir dort, wo mein Zahnfleisch zurückgegangen, und die Zahnhälse hervorschauen, neues „hin operieren". Was meint er damit, er hat mir richtig Angst gemacht, wie kann man ein Zahnfleisch im Mund hin und heroperieren?

DG

Um die Zahnhälse mit Zahnfleisch wieder abzudecken, kann man entweder ein kleines Stück z.B. vom Gaumen entnehmen und es am noch restlichen Zahnfleisch des betreffenden Zahnes wieder annähen. Oder man schneidet einen kleinen Lappen in der Nähe des fehlenden Zahnfleischareals so zurecht, dass man ihn durch drehen und ziehen über den betreffenden Zahnhals legen kann, und ihn dort in der neuen Lage wieder durch Annähen fixiert.

fäden zum straffen und gegen falten

GERÜCHTE

„Legt man einen dauerhaften Faden ein, braucht man nie wieder zum Straffen gehen.“ FALSCH. Der Faden bleibt zwar ewig liegen, aber das eigene Gewebe wird weiterhin im Zuge des Alterns an Spannkraft und Fülle verlieren, so dass nach einigen Jahren erneut Füllmaterial nachimplantiert werden kann.

Ob Gold-, Goretex- oder Aptos-Fäden – der halbstündige Eingriff ist durch lokale Betäubungsmittel schmerzfrei.

Jeder von uns hat schon einmal ein Loch gestopft, oder zumindest einer Großmutter beim Stopfen zugesehen. Das Grundprinzip ist einfach. Man spanne das zu stopfende Kleidungsstück über ein kleines gebogenes Holz, fixiere zuerst die Längsfäden über dem Loch, dann die Querfäden darüber, so dass das Loch in Form eines Gitternetzes geschlossen wird. Auf diesem einfachen „Stopfmuster“ beruht der Grundgedanke der Schönheitspioniere, schlaffe Haut durch Einlegen von Netzen wieder straff und prall aussehen zu lassen, wie: müde, eingefallene Wangen, hängende, schlaffe Haut am Kinn, am Hals, an den Oberarmen, Brüsten oder Oberschenkeln. Für Leser, die beim geladenen Abendessen gern auf Salz verzichten, weil beim Nachsalzen mit verstopftem Salzstreuer ihre schlaffe Oberarmhaut lustig mitwackelt, ist dieses Thema genau das richtige. Der relativ einfache Eingriff, Fäden in das Gewebe zum Straffen einzulegen, könnte die bis dahin übliche

Operation ersetzen, bei der das schlaffe Gewebe weggeschnitten wird. Ein anderer Einsatz der Fäden, in der Schönheitsmedizin, ist Falten zu glätten und wieder prall aufzufüllen. Dazu werden so viele Fäden parallel zueinander ins Gewebe gelegt, bis der eingefallene Defekt wieder aufgefüllt ist. Die ersten Fäden zum Glätten und Straffen bestanden aus purem Gold. Bereits vor 30 Jahren wendete ein Franzose namens Dr. Caux die Fäden für seine Schönheitseingriffe an. Man konnte sie als 0,1 mm Faden aus 24 Karat Gold beim Juwelier kaufen, oder direkt beim Schönheitsarzt erwerben. Genug interessante Beispiele sind uns ja bekannt. So soll Catherine Deneuve seit 15 Jahren immer wieder Goldfäden eingelegt bekommen haben. Rechnet man das zusammen, so hätte sie bis jetzt mehr als 24 Meter in ihrem Körper. Nichts dagegen zu sagen, Gold ist gut verträglich und in ihrem neuen Film sieht sie blendend aus. Und außer ihr haben sich europaweit bis jetzt über mehr als 15.000 Patienten zum „goldenen" Eingriff entschlossen. Da Gold jedoch sehr teuer ist, – ein Eingriff kostet durchschnittlich 2500 EUR –, gibt es auch eine günstigere, alt bewährte Alternative, den Gore-Tex Faden. Wenn Sie dabei verwundert an

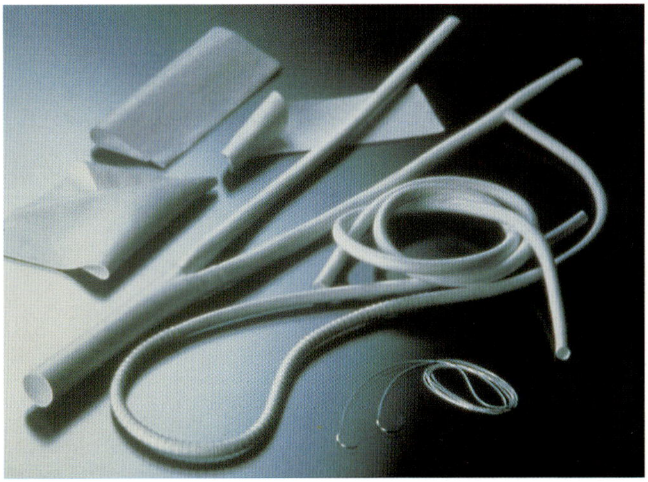

Foto: W. L. Gore & A. M. P. D:

Gore Tex wird in der Chirurgie seit Jahren als Platte, Gefäßprothese oder Nahtmaterial verwendet. Als Füllmaterial für Falten haben sich vor allem die Fäden bewährt.

TIPPS

Falls Sie unter Lippenfältchen leiden, gespritztes Füllmaterial viel zu kurz bei Ihnen anhält, oder Sie Angst vor wiederholtem, schmerzhafterem Lippenaufspritzen haben, sind Fäden als Lippenglätter eine sehr gute, dauerhafte Alternative.

WARNUNG

Nehmen Sie sich ein paar Tage nach dem Eingriff nichts vor. Erstens sollte zuviel Mimik vermieden werden und zweitens kann es bei manchen Patienten kurzfristig zu stärkerem Anschwellen des Gewebes kommen.

beschichtete Bratpfannen oder wasserundurchlässige Winterschuhe denken, haben Sie völlig Recht. Im Jahre 1958 erkannte Bill Gore den thermischen Wert eines Kunststoffes namens PTFE (Polytetrafluorethylen), hatte die Idee elektronische Kabel damit zu isolieren und gründete mit seiner Frau eine Firma im Erdgeschoss seines Hauses.

1969 entdeckte er, dass beim schnellen Dehnen von PTFE ein sehr festes, mikroporöses und bioverträgliches Material entstand, und nannte es Gore-Tex. Innerhalb kürzester Zeit wurde Gore zum Millionär und Gore-Tex der Ausgangsstoff für Tausende verschiedener Produkte. Auch in der Medizin ist Gore Tex bis jetzt schon bei mehr als 5 Millionen Patienten als Platte, Gefäßprothese oder Nahtmaterial implantiert und vom Körper ausnehmend gut vertragen worden. Also war es nur einer Frage der Zeit, bis der Gore-Tex Faden auch als Füll – und Spannmaterial in der Schönheitsmedizin eine neue Anwendung gefunden hat. Seit 2 Jahren gibt es auch neue Fäden mit dem Namen APTOS. Sie wurden von einem Georgier entwickelt, und bestehen aus einem festen Nylon-Kunststoff-Material mit kleinen Widerhäkchen, die sich gut im umliegenden Gewebe verankern. Dadurch kommt es aber auch zu mehr Unverträglichkeitsreaktionen und Asymmetrien.

Immer wieder fragen mich meine Patienten, wann es denn interessant ist, Fäden anderen Eingriffen vorzuziehen. Eines muss klar sein: Will man ausschließlich straffen, können Fäden nie eine Operation ersetzen, sind aber eine interessante Alternative, falls eine Operation nicht in Frage kommt. Das Gewebe wird voller, fester, praller. Da die Fäden im Gewebe bleiben, handelt es sich um einen dauerhaften Eingriff, das

Resultat hält lange an. Falls man die Fäden aus irgendeinem Grund nicht mehr möchte, könnte man sie jederzeit wieder operativ entfernen. Vereinzelt kommt es leider vor, dass der Patient das Fremdmaterial nicht verträgt und die Fäden operativ gezogen werden müssen. Aber auch in diesen Fällen hat trotz Entfernung des Fadens das Gewebe durch die anhaltende Reizreaktion an Fülle zugenommen.

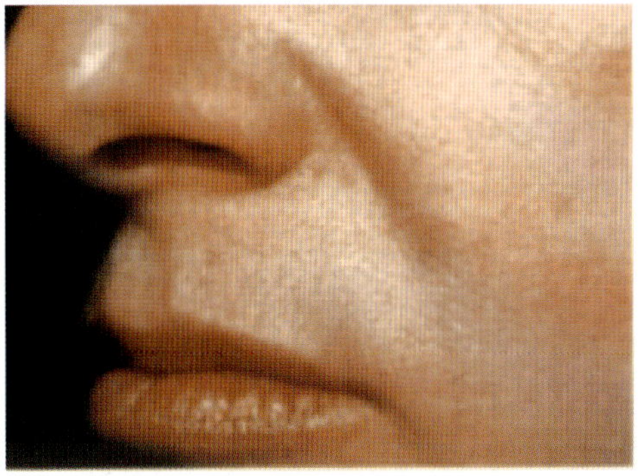

VORHER

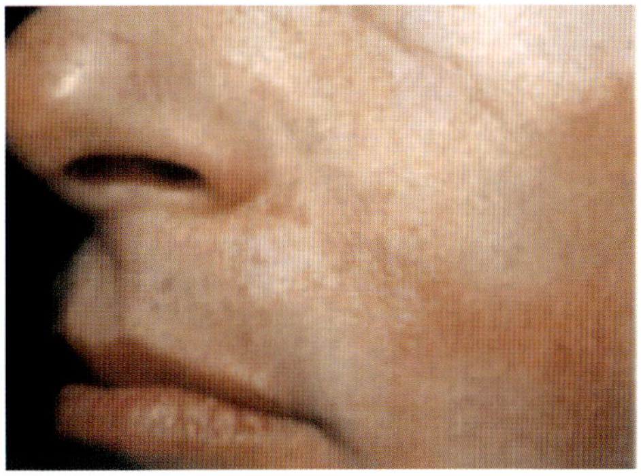

NACHHER

Fotos: Ordination Dr. Doris Grablowitz

Dem Patienten wurden GorTex Fäden zum Verstreichen seiner Nasen-Lippenfalte eingelegt.

Mein Rat:
Fall Sie sich zum Einlegen von Gold- oder Gortexfäden in die Zornesfalte entschlossen haben, lassen Sie sich ca 1 -2 Wochen vor dem Operationstermin Botulinum Toxin in das Areal spritzen. Auch Fäden können sich bei sehr starker Mimik in den ersten Tagen etwas verschieben. Wird die Mimik durch BT ausgeschaltet, so ist dies nicht mehr möglich.

PATIENTEN-BRIEFE

Fr. R. T. aus Graz
Gibt es eine Möglichkeit der Haut-Straffung an den Oberarmen und an der Innenseite der Oberschenkel? Ich bin trainiert und schlank, 50 Jahre alt und habe auch keine Abmagerungskur hinter mir, trotzdem ist meine Haut an diesen Stellen schlaff. Eine Operation kommt für mich aber nicht in Frage.

DG
In Ihrem Fall könnte das Implantieren straffender Fäden vermutlich den gewünschten Effekt haben. Ob besser Goldfäden oder Gore-Tex-Material dazu verwendet wird, hängt von der Größe des Areals und den finanziellen Möglichkeiten ab.

Fr. V. S. aus St.Pölten
Mich stören schon seit langem winzige Fältchen um den Mund, auch die Kontur meiner Lippen wird immer flacher. Was kann man dagegen machen?

DG
Mit zunehmendem Alter verliert auch das Gewebe um den Mund an Fülle und die gefürchteten „Lippenrüschen“ entstehen. In diesen

Fällen hat sich das Einlegen eines oder mehrerer Gore-Tex Fäden in die Lippenkontur sehr bewährt. Durch die Zunahme des Lippenvolumens weden die Fältchen geglättet und der Lippenrand bekommt seine junge, schöne Kontur wieder zurück.

Frage von N. D. aus München
Ich habe mir in München in beide Wangen Goldfäden einsetzen lassen, damit mein Gesicht etwas aufgepolsterter aussieht. Es ist mir aber nach der Operation noch immer zu schmal, und ich habe sehr viel Geld dafür ausgegeben. Jetzt habe ich über Sie gelesen, dass Sie außer Goldfäden auch Gortex verwenden. Meine Frage: Kann ich mir die Gortexfäden über die Goldfäden legen, oder gibt es bessere Möglichkeiten ? Von Eigenfett halte ich nichts. Hatte ich schon.

DG
Ohne weiteres kann man Gortexfäden mit Goldfäden mischen, also eine weiter Schichte Gortexfäden in die Wangen einlegen. Es gibt aber auch eine weit weniger aufwendige Methode mit einem bestimmten Hyaluronpräparat, das in Rasterform, ähnlich wie die Anordnung der Fäden, eingespritzt wird, und sich flächig unter der Haut verteilt. Vorteil: Sie sind in 5 Minuten mit dem Eingriff fertig.

eigenfett-unterspritzungen

GERÜCHTE

„Eigenfett kann Fixmaterial ersetzen“. FALSCH. Zwar können bis zu 50% oder mehr permanent ins Gewebe eingebaut werden, der Rest aber wird durch Mimik und mit der Zeit wieder abgebaut, sodass Auffrischungssitzungen nach ca. 2 Jahren empfohlen werden.

Gerade bei Allergikern sollte im Schönheitsbereich viel mehr mit Eigenfett gearbeitet werden, um mögliche allergische Reaktionen auszuschalten. Auch bei einer normalen Fettabsaugung sollte der Arzt ein Fettdepot, zwecks späterem möglichen Einspritzen, anlegen und einfrieren.

Wenn ich vor jeder Lippen-Einspritzung, die mit der Bemerkung der Patientin beginnt: „Aber bitte nicht so, wie bei der XXX“ einen Schilling bekommen hätte, könnte ich mir heute mindest ein süßes Kleinauto kaufen. Der Satz endet fast immer mit den gleichen prominenten Abschreckbeispielen, die durch Riesenlippen Furore gemacht haben, wie z.B Melanie Griffith oder die Begum. Ein einziges Mal überlegte eine Patientin weiter: „Aber den Aga Khan hats kriegt“ und hielt mir wieder hoffnungsvoll ihre Lippen zum Aufspritzen hin.

Im Gegensatz zu dieser vorsichtigen Einstellung habe ich vor kurzem in einer Kärntner Tageszeitung gelesen, dass laut amerikanischem Vorbild

„Lifting out wäre" und statt dessen nur mehr „Eigenfett-Unterspritzung in".

Das ist natürlich nicht richtig. Beide Verfahren konkurrieren nicht mit - einander, sondern ergänzen einander. Stellen Sie sich einen Pullover vor, der Ihnen viel zu groß ist. Um hinein zu passen, gibt es 2 Möglichkeiten: Entweder sie nähen ihn enger und schneiden den Überschuss weg, oder Sie essen solange bis der Pullover wieder passt. Aber wer will schon zu dick sein?

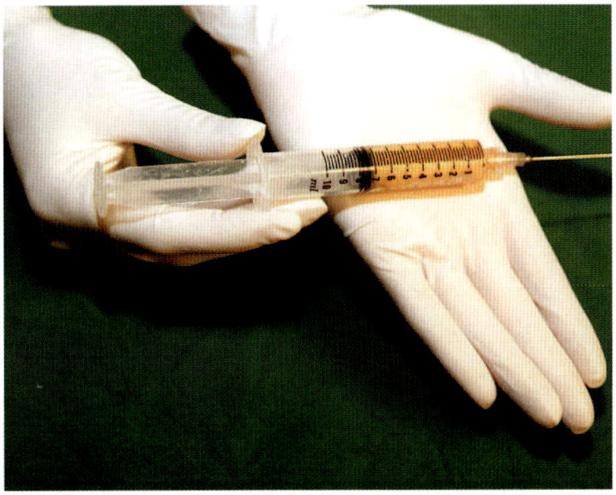

Foto/Korrak: Ordination Prim. Dr. V. Grablowitz

Eigenfett-Unterspritzungen eignen sich sowohl für Männer als auch für Frauen zum Auffüllen tiefer Falten oder Defekte.

So ist es auch bei der Haut. Ohne zu operieren müsste man bei Fällen mit sehr viel hängender Haut das Gesicht wie eine Kugel aufblasen, um alles wieder prall zu straffen.

Früher hat man wohl den Fehler gemacht, erst in sehr fortgeschrittenem Alter sehr starke Faceliftings durchzuführen und das mit den Jahren immer weniger gewordene Stützgewebe nicht zu ersetzen. Dadurch nahm die neue straffe Haut eine schmäler gewordene, knochigere Kontur an, so dass das Gesicht trotz Lifting nicht frisch, sondern eingefallen aussah. Heute weiß man, dass sich Eigenfett perfekt dazu eignet, harte Züge weicher zu gestalten, fehlende weiche Konturen zu ersetzen und starke Falten wieder zu glätten. So kann man mit Eigenfett nach

Faceliftings in einer zweiten Sitzung das fehlende Stützgewebe ersetzten, aber auch ohne vorhergehenden operativen Eingriff Gesichtsfalten unterspritzen. Eigenfett eignet sich weiters zum Heben von Jochbögen, Vergrößern von schmalen Lippen, kleinen Brüsten und männlichen Genitalen, sowie Auffüllen von eingefallenen Handrücken, Ohrläppchen oder auch Schamlippen und den Venushügel.

Ein weiterer großer Vorteil des Eigenfetts als Augmentationsmaterial liegt darin, dass es fast jeder selber besitzt. Wenn es eingespritzt wird, verträgt man es gut, und wenn es *richtig!* gewonnen und aufbereitet wird, hält es ein paar Jahre.

Warum verwenden wir dann überhaupt noch andere Substanzen, wie Kollagene, Hyalurone und Hydrogele? Diese besitzen wieder den großen Vorteil, dass sie fertig vorliegen, der Eingriff nur ein paar Minuten dauert, dieser oft kaum sichtbar ist, und der Patient sofort wieder auf die Strasse gehen kann, ohne besonders aufzufallen.

Das wäre mit Eigenfett nicht möglich, Schwellungen und blaue Flecken sind vorprogrammiert. In der ersten Sitzung, die ca. 1 Stunde dauert, wird bei örtlicher Betäubung das Fett mit bereits sehr dünnen Nadeln aus den sogenannten diätunabhängigen Regionen (Problemzonen), wie Oberbauch, Hüfte, Gesäß und Innenseite der Knie gewonnen. Danach wird es gereinigt, aufbereitet und schließlich wieder unter Leitungsanästhesie oder Tumeszenztechnik („Nassmethode“) in die besprochenen Problemzonen eingespritzt. Überschüssiges Material kann bis zu 2 Jahren in eingefrorenem Zustand gelagert, bei Bedarf aufgetaut und wieder verwendet werden.

TIPPS

Keine Rendezvous nach dem Eingriff! Rechnen Sie mit Schwellungen und blauen Flecken für die Dauer von ca. 4-5 Tagen. Eine 2. Sitzung nach ca. 6-8 Wochen sollte unbedingt erfolgen, um einen besseren und länger andauernden Effekt zu erwirken.

WARNUNG

Eine Unterspritzung der Brust mit Eigenfett ist kein Eingriff der ersten Wahl. Möglicherweise können Mikrokalzifikationen entstehen, im Röntgen Brustkrebs vortäuschen oder verschleiern und damit eine gute Brustdiagnose erschweren.

Ein besonders aufwendiger Eingriff ist die so genannte „Lipolage“. Das ganze Gesicht, einschließlich der Halsregien wird neu modelliert, indem zuerst überschüssige Fettpölsterchen, z.B. aus den Hängebacken oder dem Doppelkinn abgesaugt werden. Anschließend spritzt man Eigenfett nicht nur in Falten ein, sondern in all jene Stellen im Gesichtsbereich, wo eigenes Gewebe mit den Jahren zurückgegangen ist. Der dadurch straffende Effekt der Lipolage lässt Sie gesünder, frischer und um einiges jünger aussehen. Und wer möchte das nicht?

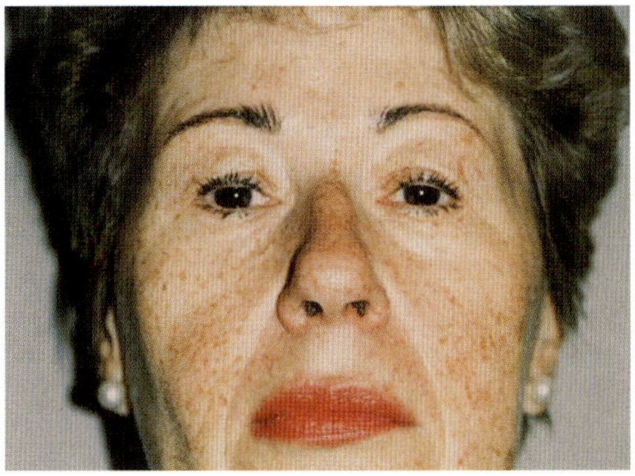

VORHER

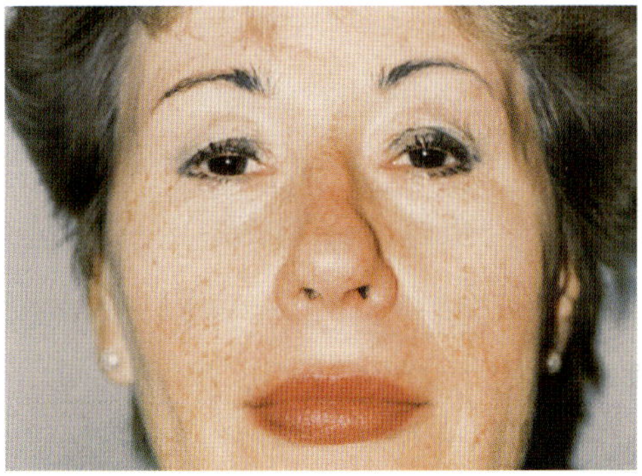

NACHHER

Fotos: Ordination Prim. Dr. V. Grablowitz

Bei der Patientin wurde dezent Eigenfett im gesamten Gesichtsbereich eingespritzt. Dadurch wirkt sie natürlich frischer, erholter, ohne verändert auszusehen.

Mein Rat:
Bedingt durch die Einspritztechnik des Eigenfettes, müssen sie mit Blutergüssen nach dem Eingriff rechnen, die manchmal auch länger als 1 Woche andauern können, auch wenn der Operateur für Sie besonders zart und vorsichtig gearbeitet hat. Besorgen Sie sich deshalb schon zeitgerecht in der Apotheke oder bei Ihrem Arzt ein richtiges Deck-Make up (z.B. Camouflage), das die blauen Flecken professioneller verschwinden lässt, als das handelsübliche Make up, in den Parfümerien erhältlich.

PATIENTEN-BRIEFE

Fr. F. T. aus Bregenz
Ich habe ein sehr schmales Gesicht, nehme ich etwas ab, sehe ich sofort eingefallen und krank aus. Mein Hausarzt empfiehlt mir Eigenfett zum Aufpolstern. Der Eingriff klingt aber ziemlich aufwendig und schmerzhaft. Warum kann ich keine fertigen Kollagenspritzen oder andere Produkte bekommen, worin liegen die Vor- und Nachteile?

DG
Eigenfettunterspritzungen sind aufwendig, darin liegt ihr großer Nachteil. Zuerst wird in die betreffender Stelle (meist Bauch) ein Schmerzmittel lokal gespritzt, dann das Eigenfett abgesaugt,vorbereitet und an der gewünschten Stelle (z,B. im Gesicht), nach lokaler Schmerzmittelgabe, wieder eingespritzt. Der große Vorteil liegt an der sicheren Verträglichkeit und der großen Menge an verfügbarem Material, weil das eigene Fett nichts kostet. Gerade beim

Aufpolstern von schmalen, eingefallenen Gesichtern ist es sinnvoll, eher mit Eigenfett zu arbeiten, weil soviel benötigte Kollagen- oder Hyaluronspritzen (5-10 Spritzen pro Gesichtshälfte) sehr teuer kommen können.

•••••••••••

Frage von U. U aus Korneuburg
Ich möchte gerne wissen was „Eingefrorenes Fett“ bedeutet. Wird das abgesaugt oder herausgeschnitten, oder stammt es von Tieren und ist als Fertigprodukt zu bekommen?

DG
Eingefrorenes Fett stammt nur vom Besitzer selber, und wird ihm aus Zonen, wie Bauch, Hüfte oder Oberschenkel abgesaugt. Damit man diese lästige Prozedur nur einmal durchführen muss, saugt man mehr als nötig ab, friert den Rest ein, und taut ihn bei Bedarf wieder auf. Das eingefrorene Fett hält genauso gut wie das frische.

•••••••••••

augenlifting

GERÜCHTE

„Laserchirurgie ist besser als Skalpell". FALSCH. Es gibt keine entscheidenden Erfolgsunterschiede. Beide haben Schneideeffekt, beide zeigen fast gleiche Heilungsraten und gleiche Endresultate. Viel wichtiger ist die geübte Hand des Chirurgen.

Eine Augenlid Operation oder „Blepharoplastik" kann völlig problemlos ohne Vollnarkose ambulant mit örtlicher Betäubung durchgeführt werden. Der Eingriff dauert etwa 1 Stunde, die Nähte werden am 5. Tag gezogen.

Stellen Sie sich vor, Sie sitzen in einem Cafe und am Nebentisch nimmt Ihre Traumfrau (Ihr Traummann) Platz. Auch der Schüchternste unter Ihnen kann da nicht umhin, sein Interesse möglichst erfolgreich und charmant zu signalisieren. Also was tun? Lächeln, bis das Gesicht einfriert? Wirkt dümmlich. Eine auffordernde Geste mit der Hand? Zu forsch. Ein flotter Spruch auf der Zunge? Zu aufdringlich. Ein Augenaufschlag und tiefer Blick? Perfekt.

Das Auge ist Lächeln, Aufforderung und Annäherung zugleich, es ist unser wichtigstes Kommunikationsorgan. Es kann Wärme und Intelligenz ausstrahlen, Hass und Liebe, Kälte und Schönheit. Bei den alten Inkas wurden Kindern sogar kleine Holzbretter an den Schädel angepasst und mit einer Art Schraubenzwinge zusammengepresst. Der Kopf sollte in eine längliche Form gebracht werden, um die Augenpartie mehr zu betonen, was als Zeichen für Schönheit und Zugehörigkeit zu einer höheren Kaste galt. Beobachten Sie einmal einen selbstbewussten Menschen, der im Mittelpunkt steht, wie sehr seine Augen leuchten, wie sehr er seine Umgebung während eines Gespräches mit den Augen in seinen Bann zieht. Verständlich, dass gerade diese Menschen, die die Kraft ihrer Augen kennen, den Augenbereich besonders sorgfältig pflegen und sehr darunter leiden, wenn sich die ersten Alterszeichen in Form von müden Lidern oder starken Krähenfüßen bemerkbar machen. Den meisten Menschen ist es aber gar nicht bewusst, welchen wichtigen Stellenwert, abgesehen von der Funktion des Sehorgans, die Augen im Gesicht haben.

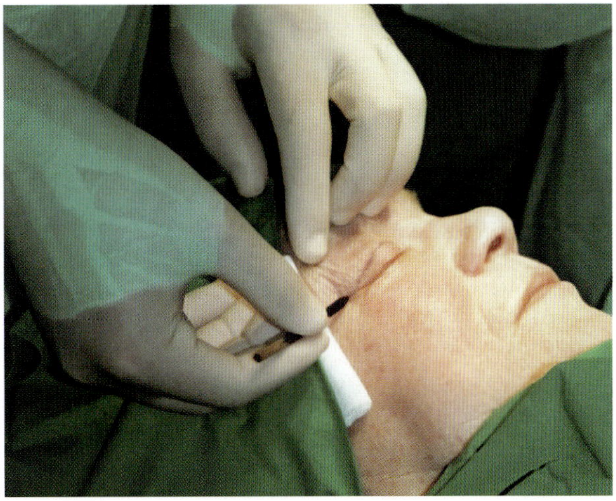

Foto: Ordination Prim. Dr. V. Grablowitz

Der Hautüberschuss des Oberlides wird vor der Operation genau eingezeichnet.

Erst gestern kam eine Patientin zu mir, die mit 45 Jahren Zwillinge zur Welt gebracht hatte. Die jetzt süßen 6 Jährigen haben sie so oft gefragt, warum sie im Gegensatz zu anderen Kindergarten-Müttern sehr alt aussieht, sodass sie nach langem Suchen im Gesicht sich diese und jene Falte wegspritzen lassen wollte. Dabei hat sie gänzlich übersehen, dass es die Augen waren, die durch hängende Oberlider und ausgeprägte Tränensäcke dem Gesicht einen müden Ausdruck und ein älteres Aussehen gegeben haben.

Natürlich wird man nach noch anderen Lösungsvorschlägen suchen,

TIPPS

Die erste Nacht nach der Lidoperation sollten Sie mit leicht angehobenem Oberkörper verbringen. Strengen Sie Ihre Augen in den ersten zwei Tagen nicht zu sehr an, verzichten Sie auf langes Lesen und Fernsehen.

Fotos: Ordination Prim. Dr. V. Grablowitz

Zwischen dem „Vorher" und „Nachher"-Bild liegen nur ein paar Tage. Reströtungen und zarte Narben werden nach kurzer Zeit kaum noch sichtbar sein.

bevor man sich einem operativen Eingriff unterzieht. Mit Botulinum Toxin kann man die Augenpartie heben, die Krähenfüße verschwinden lassen. Unterspritzungen mit Füllmaterial polstern tiefe Augenringe auf und Laser oder Chemical Peelings glätten die Faltenstrukturen der Haut rund um die Augen. Permanent Make up kann dünne, tiefer gesunkene Augenbrauen heben und den Wimpernkranz um die Lider dichter und ausdrucksvoller gestalten, wodurch die Augen jünger, frischer und strahlender wirken.

Wenn aber alle Schwindeleien nicht mehr helfen, wenn das Gesicht auch nach einer herrlich ausgeschlafenen Nacht müde aus dem Spiegel blickt, die Tränensäcke zu stark sichtbar sind oder die Oberlider schon am Wimpernkranz aufliegen, kann man eine Blepharoplastik „ins Auge fassen".

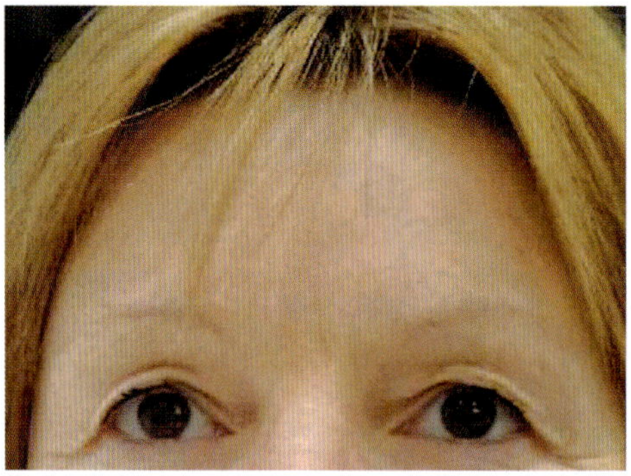

Vorher

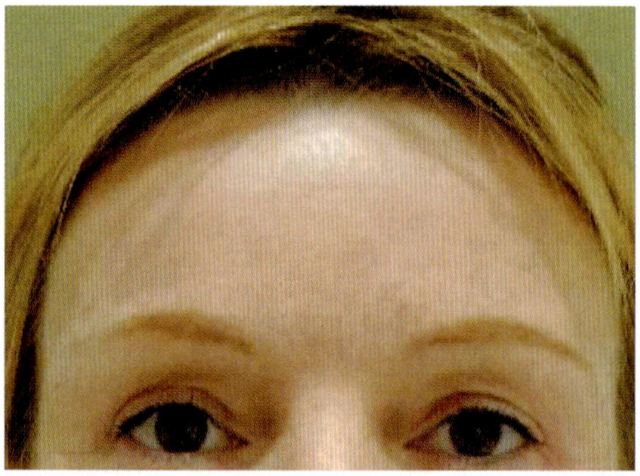

Nachher

Die klassische Oberlid Operation wird in örtlicher Betäubung, also ohne Vollnarkose, durchgeführt. Dabei wird die überschüssige Haut im Oberlidbereich und das sich am oberen Innenrand vorwölbende Fettgewebe entfernt. Manchmal kann auch eine teilweise Entfernung der Muskelfasern des Augenschließmuskels nötig sein. Die störenden Tränensäcke im Unterlidbereich können durch überschüssige Haut oder durch kleine vorgewölbte Fettpolster entstanden sein. Oft liegt eine Kombination von beiden vor. Ist zuviel Haut am Unterlid vorhanden, so wird ein Schnitt an der unteren Lidkante durchgeführt und die überschüssige Haut entfernt. Ist zuviel Fettgewebe der Grund für Tränensäcke, kann dieses mit einem Schnitt entfernt werden, der so an der Innenseite des Unterlides gesetzt wird, dass auf der Haut außen nichts zu sehen ist. Die zarten Narben können in der ersten Zeit nach der Operation mit Make up verdeckt werden, mit der Zeit werden sie blasser und verschwinden fast gänzlich.

WARNUNG

Sagen Sie nein, wenn Sie ein „Anfänger mit verlockenden Billigstpreisen" zu Augenoperationen überreden möchte, lassen sie keinen an Ihren Augen üben. An der kleinen Zehe ja, die können Sie im Notfall verstecken. Ihre Augen nicht.

PATIENTEN-BRIEF

Frage von D. K. aus Wien 22

Was kann ich gegen meine Tränensäcke tun? Man sieht sie so stark in meinem Gesicht.

DG

Entweder spritzt Ihnen Ihr Arzt Füllmaterial (Hyaluron, Kollagen) in die Augenringe, sodass Hügel (Fettpölsterchen) und Tal (Augenring) ausgeglichen werden, und die Tränensäcke nicht mehr so prominent vorstehen. Oder Sie lassen sich die Fettpölsterchen unter dem Auge, resp. die schlaffe Unterlidhaut operativ entfernen.

facelifting

GERÜCHTE

„Nach einem Facelifting schaut man wie eine Maske aus“. FALSCH. Nach einer guten Gesichtsstraffung sollten die schlaffen Problempartien verschwunden sein, das persönliche Aussehen aber komplett erhalten bleiben.

Früher hat man nur „große“ Faceliftings ab dem 50. und 60. Lebensjahr durchgeführt.
Heute beginnt man schon ab 40-45 Jahren mit kleineren Straffungen, oft in Kombination mit anderen Eingriffen, wie Doppelkinnabsaugung oder Augenhebung.

In New York und Hollywood sagt man, dass in einigen Kreisen niemand mehr weiß, wie eine fünfundfünfzigjährige Frau wirklich aussieht. Und sie würden sich wundern, wie viel „gut Erholte“ oder „nach einer Ananasdiät sooo frisch Aussehende“ auch in Österreich schon ein kleines Wochenendlift hinter sich gebracht haben. Sie sollten es nur vor einem Mann nicht verschweigen! Nein, nicht dem Ehemann, Ihrem Friseur. Die gewieften Insider legen bei besonders verdächtig strahlender Kundschaft mit eingeübtem Handgriff kurzerhand die Hinterohrgegend frei. Kritisch ist dies nur in den ersten Wochen, wenn die Narben noch frisch rötlich schimmern. Da sie bei guter Schnittführung hinter dem Ohr und an der Haaransatzgrenze liegen, kann man sie nach einiger Zeit kaum noch sehen.
Die Anwärterschaft auf ein Facelifting verläuft in drei Stufen.

Die erste betrifft meist die 30 – 40 Jährigen, die über Geliftete noch den Kopf schütteln, aber intensive Faltenpflege betreiben. In der zweiten Stufe stehen die 40-50 Jährigen schon kritisch vor dem Spiegel und ziehen mit „3 Finger links" und „3 Finger rechts" die sinkenden Wangenpartien gegen die Ohren hin zurück. Die dritte Stufe hat kein bestimmtes Alter. Die Betreffende – immer häufiger jetzt auch der Betreffende – weiß, dass es jetzt reicht. Weg mit dem Schlapper, auf zum Chirurgen!

Die erste Gesichtsstraffung wurde 1919 in Frankreich durchgeführt. Und bis heute hat sich die Operationstechnik so entwickelt, dass man dem Patienten unzählige Straffungsvarianten anbieten kann, die sich sowohl in der Tiefe der Operation, der Schnittführung als auch in den Kombinationsmöglichkeiten unterscheiden. Die Tendenz geht eindeutig zu den „Kombinationseingriffen" und zu jener Art von Facelifting, die vielleicht nicht alle Falten restlos verschwinden lässt, aber gezielt die schlaffe Haut entfernt und ein frischeres Aussehen bewirkt, ohne das persönliche Bild zu verändern.

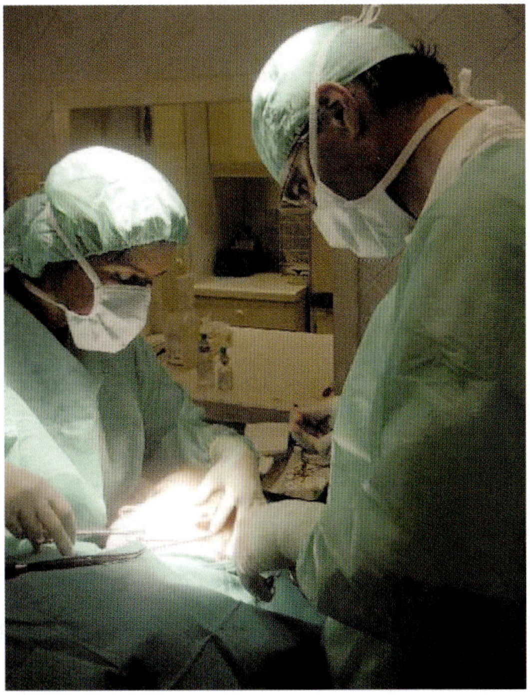

Foto: Ordination Prim. Dr. V. Grablowitz

Sogar für ein „kleines Facelift" oder „SMAS-Lift" wird nur lokale Anästhesie eingesetzt. Ängstliche Patienten können sich einen Dämmerschlaf (Sedanalgesie) wünschen, der nicht die Nebenwirkungen einer Vollnarkose besitzt.

TIPPS

Wenn Sie kurze Haare haben, lassen Sie diese vor einem Facelifting etwas länger wachsen. Sie können damit leichter Narben und Nähte verstecken. Rauchern empfehle ich, vor und nach dem Eingriff, besonders aber während der Heilungsphase, das Rauchen zu reduzieren oder komplett einzustellen.

WARNUNG

Lassen Sie sich eine Gesichtsstraffung nur von einem Chirurgen durchführen, der genügend Erfahrungen mit Faceliftings hat. Auch goldene Chirurgenhände können nicht das Wissen und die Erfahrung des Spezialisten ersetzten. Am Besten ist natürlich beides.

Unterscheiden können wir grundsätzlich 3 Arten von Faceliftings: Das erste, das so genannte „Minilifting“, ist ein reines Hochziehen der Haut im Kinnwangenbereich, mit nur einem kleinen Schnitt vor dem Ohr. Ein harmloser Eingriff, der aber auch nur einen entsprechend kurzlebigen Effekt besitzt.

Die beliebteste Variante bei Patienten, die vor allem unter Hängebacken, Erschlaffung des Halses und einer tieferen Nasenlippenfalte leiden, ist das „SMAS-Lift“ (submuscular aponeurotic system). Es hält zwischen 5 – 7 Jahren und kann ein paar Mal im Leben durchgeführt werden. Die Schnittführung verläuft vor und hinter dem Ohr in den Haaransatz hinein, mit noch einem kleinen Entlastungsschnitt im Haarbereich über dem Ohr. Dabei werden Haut und Weichteile nur 2-3 Querfinger breit vor dem Ohr vom Untergrund gelöst, und der Wangenmuskel gestrafft. Sowohl das Minilift, als auch das SMAS-Lift können ohne Vollnarkose, nur ambulant, durchgeführt werden.

Die 3. Art, das „große subperiostale Facelifting", ist ein länger dauernder Eingriff, der nur im Krankenhaus mit Vollnarkose empfohlen wird. Dabei werden alle Weichteile gehoben, die Muskeln teilweise vom Knochen gelöst und die laschen Gesichtspartien fest gestrafft. Bei jeder Art des Liftings können Zusatzmöglichkeiten, wie Fettunterspritzungen, Absaugen des Doppel-Kinnes, Heben der Augenpartie, oder Liften der Ober- und Unterlider kombiniert werden. Erwähnen möchte ich noch das so genannte „Endoskopische Lifting“, eine Variante vor allem im Stirnbereich, bei der größere Schnitte vermieden und nur wenige, sehr kleine Einschnitte in der Kopfhaut gemacht werden, durch die der Chirurg Kamera und Instrumente einführen kann.

„Wann ist nun der richtige Zeitpunkt für ein Lifting gekommen?" fragen mich oft meine Patienten.

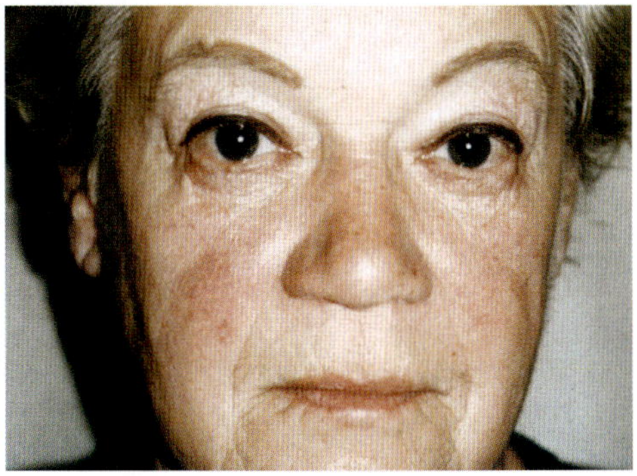

Vorher

Solange man nur mit dem Gedanken kokettiert, ist es noch zu früh. Wenn Sie ein Lifting wirklich wollen, dann gehen Sie gerne zum Chirurgen und freuen Sie sich auf den Eingriff.

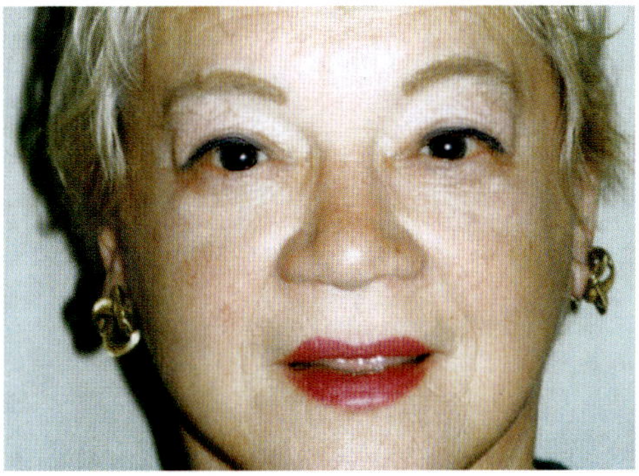

Nachher

Fotos: Ordination Prim. Dr. V. Grablowitz

Die Patientin ist eine Woche nach dem Eingriff noch etwas geschwollen, trotzdem ist das schöne Resultat bereits sichtbar.

Mein Rat:

Die Kombination Facelifting mit anschließender Augenlidoperation oder Fettunterspritzung ist zwar grundsätzlich möglich, und wird oft praktiziert, ich rate Ihnen trotzdem davon ab. Teilen Sie Ihre gewünschten Eingriffe in mehrere operative Sitzungen auf. Das Immunsystem wird es Ihnen danken, die Heilung verläuft unkomplizierter.

PATIENTENBRIEFE

Hr. H. G. aus Wolfsberg
Ich bin 52 Jahre alt und fühle mich jung im Herzen aber alt, wenn ich in den Spiegel schaue. Die Haut hängt traurig herunter, besonders an Wangen und Kinn. Hilft bei mir noch Unterspritzen oder brauche ich ein kleines Lifting? Meine Freundin hat sich vor 2 Monaten liften lassen, wird das bei mir genauso gemacht?

DG
Jeder Mensch hat seinen eigenen Gesichtsschnitt und Knochenbau, seine vererbten Anlagen und seine individuelle Pflege für die Haut. Daher ist bei keinem Patienten ein Eingriff genauso wie beim anderen. Zuerst sollten Sie einen Arzt aufsuchen, der die Form Ihres Gesichtes und die dominante Ursache des älteren Aussehens im Bezug auf Hautalterung, Bindegewebsschwäche und Fettverlust beurteilt. Anschließend kann er Sie beraten ob es reicht, die lasche Haut mit Füllmaterial zu unterspritzen, oder ob ein Facelifting sinnvoll ist. Wenn ja, dann wird er entscheiden welche Technik und eventuell welche Zusatzeingriffe für Sie persönlich von Vorteil sind.

•••••••••••

Fr. M. V. aus Judenburg
Ich habe häßliche, dicke Narben von mehreren Operationen auf meinem Körper. Jetzt möchte ich mir gerne ein Facelifting machen lassen, habe aber Angst, dass die Narben genauso rot und dick weden. Ich habe von

einem Fibrinkleber gelesen, mit dem die Haut schonend verklebt werden kann und man sich die Nähte erspart. Bleiben da keine Narben?

DG

Der Fibrinkleber ist ein Gewebskleber aus menschlichem Eiweiß, der in manchen Fällen chirurgische Nähte ersetzen kann. Er wird vor allem erfolgreich bei kleinen Wunden verwendet, um „Sickerblutungen" oder Austritte von Gewebsflüssigkeit zu verhindern und damit stärkere Schwellungen und Blutergüsse zu vermeiden. Bei Operationen, bei denen ein großer Zug im Narbenbereich vorherrscht (z.B. Facelifting), werden zusätzlich auch chirurgische Nähte gebraucht.

•••••••••••

Frage von E. L. aus Bruck a.d.Mur

Bitte beantworten Sie mir ehrlich diese Frage: Wie lange hält ein Facelifting wirklich an? Ich habe wegen meiner Hängebacken mehrere Chirurgen aufgesucht, aber immer verschiedene Auskünfte bekommen.

DG

Es gibt mehrere Varianten des Faceliftings. Welche, bei denen nur die Haut ein Stück hochgezogen wird (lassen Sie dies bleiben), bis zu den ganz großen, die nur im Krankenhaus bei Vollnarkose durchgeführt werden. Nehmen wir an, Sie entschließen sich zu einer mittleren Variante – wie die meisten Patienten – so können Sie mit ca. 6 Jahren, plus/minus 1 rechnen.

nasenkorrektur

GERÜCHTE
„So wie die Nase des Mannes, sein Johannes“.
NICHT IMMER RICHTIG. Leider keine weitere fachliche Literatur für hilfreiches Weiterkommen vorhanden.

Die Nasenkorrektur (Rhinoplastik) ist weltweit der am häufigsten durchgeführte ästhetisch-operative Eingriff. Alleine in unserem deutschen Nachbarland werden jährlich über 20.000 Patienten an der Nase operiert.

Die Schönheitschirurgie ist ein gefährliches Pflaster, wenn es die Nase betrifft. Gerade in der heutigen Zeit, wo neue Schönheitsserien und -ärzte wie Pilze aus der Erde sprießen, und nicht alles Gold ist, was glänzt, folgt die Rache auf den Fuß. In den USA wurden bis jetzt 6 Schönheitsärzte von ihren Patienten umgebracht, 3 davon waren Nasenpatienten. Und weltweit haben 19 Nasenpatienten ihren Chirurgen den Garaus gemacht. Ich glaube dabei gar nicht, dass die Nasenoperateure so schlecht waren, aber dass sie sich vielleicht zu wenig mit der psychischen Ausgangsposition ihrer Patienten befasst haben. Michael Jackson hat sich zwanzig Mal an seiner Nase operieren lassen und wenn ich mir das Resultat betrachte, frage ich mich immer wieder, was sich seine Operateure wohl dabei gedacht haben. Ein abschreckendes, aber bestätigendes Beispiel dafür, dass ein paar Zentimeter eine solch enorme Auswirkung auf das Gesamterscheinungsbild eines Menschen haben können.

Die Nase, mit ihrem Sitz in der Mitte des Gesichtes, ist nicht nur Riech- und Atmungsorgan, sondern gibt dem Träger sein zusätzlich spezielles Charakterbild. Nicht umsonst hat man früher Dieben, Ehebrechern und Prostituierten als Strafe die Nase abgeschnitten. Ein Gesicht ohne Nase ist ein Mensch ohne Persönlichkeit, er existiert nicht mehr. So sind im alten Indien im „Ayur-Verda" bereits vor über 2000 Jahren Gesichtsoperationen beschrieben worden, bei denen für nasenlose Verbrecher neue Nasen aus der Stirnhaut geformt wurden. Um 1450 konstruierte der sizilianische Arzt Branca von Catania Nasen sogar aus der Unterarmhaut. Da jedoch zu dieser Zeit Verstümmelungen als gottgewollt angesehen wurden, gerieten die Methoden bald in Vergessenheit. Erst wieder 1845 dokumentierte der Berliner Chirurg Dieffenbach eine kosmetische Korrekturoperation bei einer Metzgerfrau mit einer Riesennase.

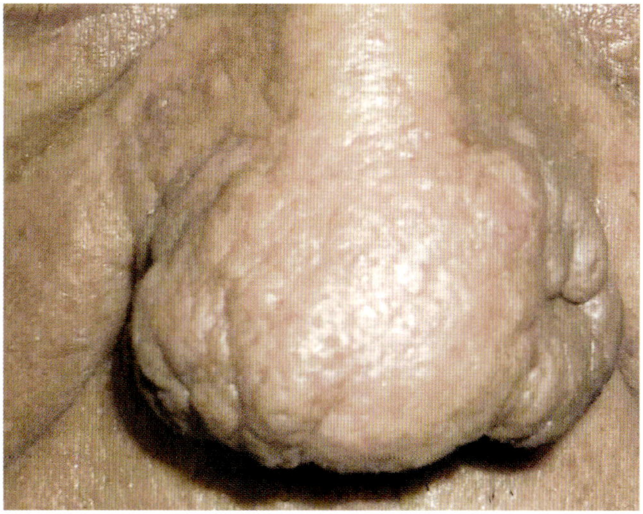

Foto: Ordination Dr. Doris Grablowitz

Bei diesem Patienten sind nicht die knöchernen und knorpeligen Strukturen vergrößert, sondern die Weichteile. Ihm wurde ein Abschleifen der verdickten Hautanteile empfohlen.

Noch vor 20 bis 30 Jahren war es undenkbar, ohne zart operierte Nase eine Model- oder Filmkarriere zu starten. Das Schönheitsideal der Frau war damals auch ein ganz anderes als heute: Eine kleine Stupsnase mit Barbiepuppenaugen unter dünn gezupften Brauen repräsentierte das

TIPPS

Sie müssen keinen Ihrer Bekannten von dem geplanten Eingriff erzählen oder vorwarnen. Eine gut operierte Nase wird Sie zwar schöner aussehen lassen, Ihre Umgebung soll aber nicht erkennen, woran das liegt.

süßlich dümmliche Weibchen ohne Persönlichkeit, das perfekte, hübsche Ausstellungsstück für regierende Machos. Heute, in einer weit emanzipierteren Zeit, liegen schöne Nasen wie von Penélope Cruz, Senta Berger oder Kleopatra im Trend, die Persönlichkeit steht unübersehbar im Vordergrund.

Trotz dieser Entwicklung sind es immer noch die Nasenkomplexe, unter denen Patienten jeden Alters am meisten leiden. Für den Operateur ist es daher sehr wichtig, zu Beginn einer Behandlung herauszufinden, ob ein operativer Eingriff diesen Komplex wirklich lösen kann. Als Geheimnis für jede gute Nasenoperation gilt: „Wenig ist besser". Die Grundform sollte belassen, nur die kleinen Störfaktoren beseitigt werden. Nicht jede Nase passt harmonisch in jedes Gesicht und leider gibt es Operateure, die ihren Einheits-Nasenschnitt wie ein Markenzeichen in das Gesicht ihrer Patienten setzen.

Fotos: Ordination Dr. Crupi, Rom, Italien

Bei den Patienten wurden die Nasenhöcker abgetragen und die Nasenspitze gehoben. Die neue Nase passt harmonisch in das Gesicht.

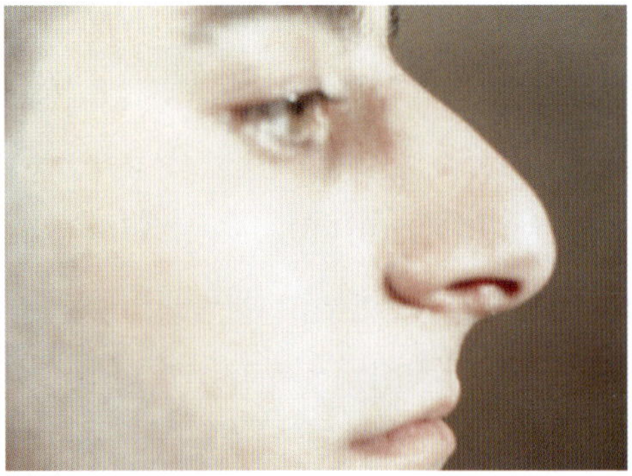

Vorher

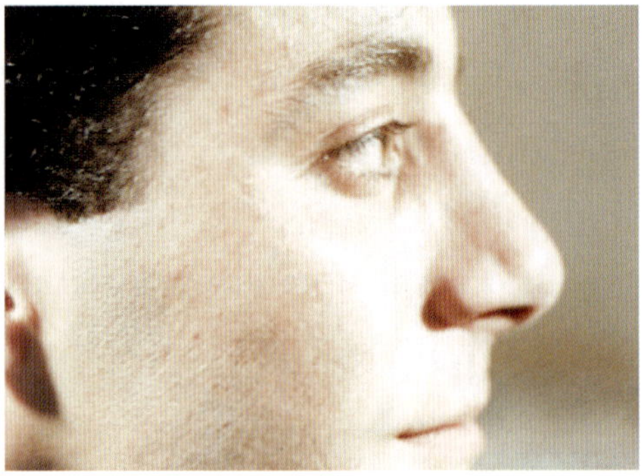

Nachher

Die Operation selbst wird in Vollnarkose oder Dämmerschlaf durchgeführt und dauert durchschnittlich 1 Stunde. Unter guter

Beleuchtung wird mit speziellen Instrumenten der Weichteilmantel der Nase angehoben und die knöchrig-knorpeligen Anteile des Nasenskelettes, je nach Vorhaben, bearbeitet. Meistens wird die Nasenscheidewand gekürzt, ev. ein Höcker abgetragen, die Nasenflügelknorpel verschmälert und ein schmaler Nasenrücken geformt. Bei einer Sattelnase kann der fehlende Anteil mit Unterspritzungsmaterial, Silikonimplantaten, Knochen aus dem Beckenkamm oder Knorpeln von der Ohrmuschel gefüllt werden. Nach dem Eingriff muss der Patient für ein paar Tage eine kleine Nasenmaske aus Gips, Aluminium oder eine Thermoplastschiene tragen. Ziel der Operation sollte ein harmonischeres Gesamtbild des Gesichtes und ein glücklicher Patient sein. Und all jenen, die mit ihrem Nasenschicksal noch nicht ganz im Reinen sind, sei gesagt: Die Nase ist groß im Kommen.

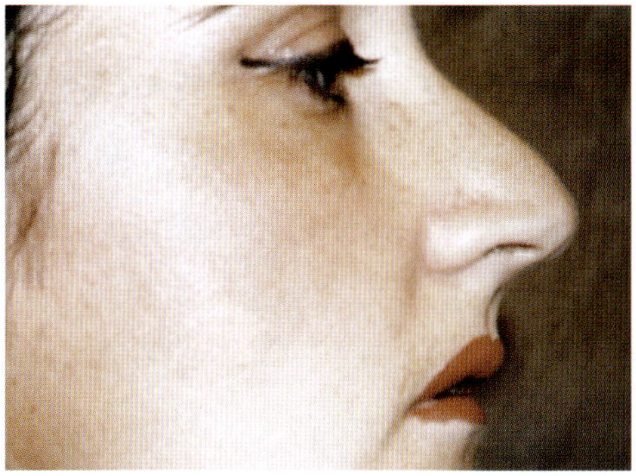

VORHER

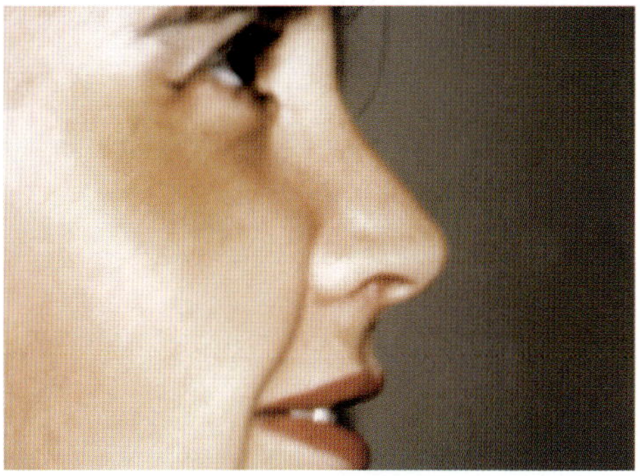

NACHHER

WARNUNG

In einem unserer Nachbarländer arbeitet ein Kollege mit Begeisterung an der Idealform seines Nasenvorbildes, seine Patienten sind von weitem am selben Nasenschnitt zu erkennen und auf den ersten Blick sofort dem Operateur zuzuordnen. Um solch einer „Einheitsnase“ zu entkommen, sehen Sie sich bitte mehrere operierte Nasenpatienten Ihres gewählten Spezialisten an.

Mein Rat:
Verzichten Sie auf eine Computer animierte Darstellung Ihrer neue Nase. Sie könnten nach dem Eingriff eine große Enttäuschung erleben. Denn das virtuelle Bild ist nicht abhängig von den individuellen anatomischen Gegebenheiten im Nasenbereich. Die neue operierte Nase ist es aber schon. Besprechen Sie besser mit Ihrem Operateur, ev. an Hand von Bildern, welche Probleme und Wünsche Sie haben.

PATIENTEN-BRIEFE

Hr. R. F. aus Pörtschach
Ich bin 50 Jahre alt und leide seit meiner Kindheit unter meiner extrem großen und knolligen Nase. Kann ich mich in meinem Alter noch operieren lassen und kann man eine Knollennase überhaupt operieren?

DG
Suchen Sie bitte einen Spezialisten auf, der vor allem feststellt, ob die Größe Ihrer „knolligen" Nase durch Weichteile oder wirklich durch einen zu großen Knochenanteil verursacht wird. Sind Weichteile der Grund, so sind Sie beim Nasenchirurgen nicht ganz richtig, sondern eher bei einem Hautarzt, der, z. B. mit einem Laser, die zu knolligen Anteile der Nasenhaut entfernen wird.

Fr. B. O. aus Klosterneuburg
Ich habe einen Höcker auf der Nase, der mich sehr stört und auch eine verkrümmte Nasenscheidewand, die mich beim Atmen behindert. Kann man beide Probleme in einer Operation beheben und wer macht solche Operationen, ein HNO-Facharzt oder ein Plastischer Chirurg?

DG
Eine verkrümmte Nasenscheidewand gehört zu den Alltagsoperationen eines HNO Arztes. Hat sich dieser auch noch auf ästhetische Nasenoperationen spezialisiert, so ist er der perfekte Arzt für Sie. Haben Sie auf der anderen Seite einen ästhetischen Chirurgen bereits ausgesucht, der die Nasenscheidewand nicht operieren möchte, dann können Sie zum ästhetischen Eingriff zusätzlich einen HNO Facharzt beiziehen.

Frage von O. I. aus Klosterneuburg
Ich habe gehört, dass nach einer Nasenoperation die Wunde schrecklich schmerzen soll. Stimmt das?

DG
Nach einer gut durchgeführten Nasenkorrektur sollte der Patient fast keine Schmerzen haben.

ohren- und kinnkorrekturen

GERÜCHTE

„Wenn Du Dumbo heißen würdest, könntest Du mit Deinen Ohren fliegen“.
LEIDER NICHT. Ich würde meine Ohren sofort gegen Dumbogröße eintauschen.

TIPPS

Die Entwicklung der Ohrmuschel ist ab dem ca. 5. Lj abgeschlossen, ab diesem Zeitpunkt könnte man bei abstehenden Ohren operativ eingreifen. In vielen Fällen ist es aber besser, so lange zu warten, bis das Kind – leider oft motiviert durch die Hänseleien der anderen – die Operation selber will.

Abstehende Ohren oder ein schlecht geformtes Kinn können die Harmonie des Gesichtes erheblich stören. Sowohl Männer als auch Frauen leiden darunter.
Viele Männer lassen sich Kinn-Implantate einsetzten, weil sie meinen, dass ein markantes Kinn sie „maskuliner“ aussehen lässt und ihnen zu einem energischem und sicheren Auftreten verhilft.

Prinz Charles und Ex-Außenminister Hans Dietrich Genscher tragen ihre abstehenden Ohren mit Würde. Das Großohr, der Schauspieler Will Smith sagt sogar über sich: „Wenn Du große Ohren hast, vertrauen Dir die Leute und finden Dich lustig. Das war schon bei Mickey Mouse und Goofy so. Wenn die beiden nicht so große Ohren gehabt hätten, wären sie nie etwas geworden“. Aber viele Menschen sehen das anders. Da die Hänselein über „Dumbo“- und „Segelohren“ schon im Kindesalter beginnen, leiden die Betroffenen oft jahrelang. Erst vor ein paar Tagen hat mir eine Leserin geschrieben, dass sie ihre großen abstehenden Ohren Tag und Nacht so geschickt unter einer Langhaar Frisur und einem Haarband versteckt, dass nicht einmal ihr Lebensgefährte bis jetzt den Makel bemerkt hat. „Als Kind wurde ich jahrelang veräppelt und ausgelacht", schreibt sie, „und ich zittere vor dem Augenblick, ja, ich würde sterben vor Scham, wenn mein Freund oder die Umgebung entdeckt, wie meine Gesichts-Silhouette in Wirklichkeit aussieht."

Lange braucht sie ihre Ohren nicht mehr zu verstecken, denn sie hat sich endlich zu einer Otoplastik (operatives Anlegen der Ohren) entschlossen. Für diesen Eingriff wird einerseits ein spindelförmiges Areal hinter dem Ohr ausgeschnitten, andererseits die Architektonik der Ohrmuschelknorpel umgebaut. Die Operation wird normalerweise in lokaler Betäubung, nur bei ganz kleinen Kindern mit oberflächlicher Narkose, durchgeführt.

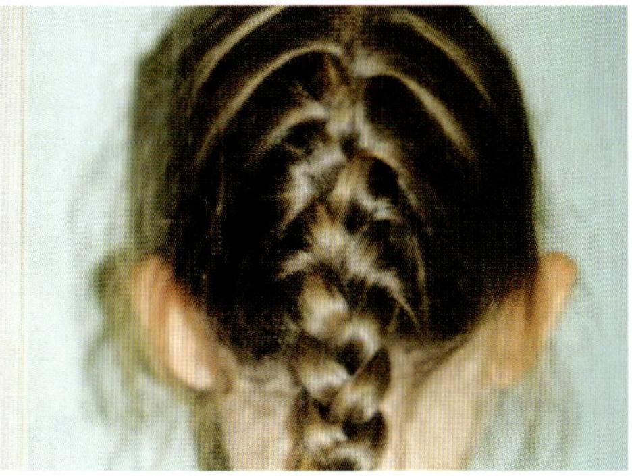

Vorher

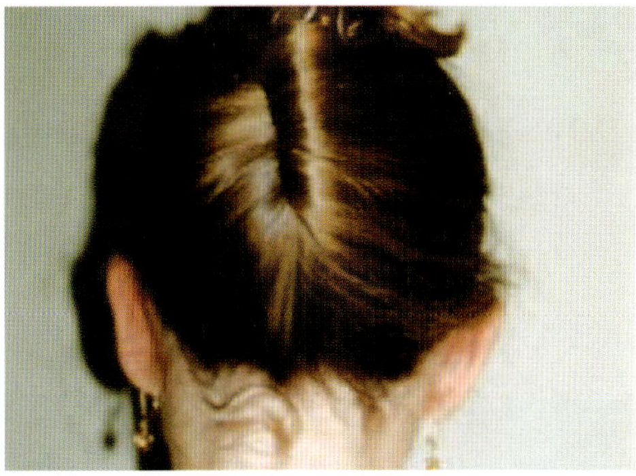

Nachher

Fotos: Ordination Prim. Dr. V. Grablowitz

Das kleine Mädchen war eine brave Patientin. Ohne Mucks stand sie ihre Operation durch, und freute sich am neuen Ergebnis.

Auch eine Unterentwicklung oder ein komplettes Fehlen der Ohren oder des Kinns kann schwere Depressionen hervorrufen, weil das „Profil" des Gesichtes nicht mehr stimmt. Die ersten Berichte von „Epithesen" (künstliche Gesichtsteile) finden sich bereits zur Zeit der

WARNUNG

Bei operativen Modellierungen von prägnanten Gesichtsarealen, wie Jochbögen, Nase, Ohren, Lippen, oder Kinn, wird viel zu oft die Wichtigkeit der Gesamtharmonie des Gesichtes vergessen. So passt das größere Wunschkinn gar nicht in das sonst zarte Gesicht, oder wird durch eine Verkleinerung des Kinnes auch die vorher sehr ausdrucksstarke Persönlichkeit verkleinert.

Pharaonen, in der fehlende Ohren aus Wachs nachgeformt wurden. Aus dem 16. Jahrhundert sind uns Zeichnungen des Chirurgen Pare bekannt, der Kinnprothesen mittels Federn um den Kopf, und Ohrenprothesen mit Federn im Hohlraum verankerte. Reiche konnten sich Epithesen aus Gold und Silber leisten, die mit hautfarbenem Wachs überzogen waren, arme Leute nur welche aus Pappe oder gar keine. Ab Ende des 18. Jahrhunderts wurden sogar Porzellanmasse, Kautschuk und Gelatine als Kinnersatz verwendet.

Heute haben wir, dank unserer Ästhetischen Medizin, bessere Methoden, um die Gesichtskontur neu zu gestalten. Bei vorstehendem Kinn (Hypergnathie) wird entweder eine Kieferkorrektur mit einer Zahnspange oder eine Abschleifung des Knochens empfohlen.

Ist das Kinn zu klein (Hypognathie, „fliehendes Kinn“), kann es mit Implantaten, wie festere Kunstoffteile, weiche Silikonkissen, Gortexeinlagen, oder mit Knorpelstückchen aus der Nase für immer aufgepolstert werden. Der Eingriff dauert ca. eine halbe bis eine Stunde, und wird in lokaler Betäubung, bei Wunsch im Dämmerschlaf, durchgeführt.

Etwas einfacher, aber dafür nicht so exakt, ist das Auffüllen des Kinnes mit einer Füllsubstanz aus der Spritze. Dafür eignen sich Eigenfett, Kollagen und Hyaluron, aber auch fixe Substanzen wie Hydrogele oder nicht permanente Materialien mit Zusatz von Acrylpuderstaub.

Bei zu kurzem Kinn oder Knochenschwund kann man auch mit einer „Knochenbruchdehnung“ die Kinnkontur neu formen. Mit kleinen Sägeschnitten und einem Dehnapparat über 2-3 Wochen wird der Unterkiefer sanft auseinandergedrückt. Nach einer Woche beginnen

Knochenzellen in den Bruchspalt zu wandern, und einen neuen Knochen zu bilden.

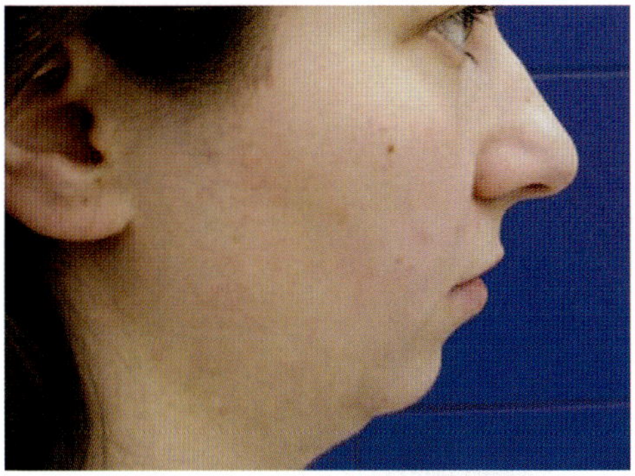

VORHER

Vergessen wir nicht auf das Doppelkinn. Ist ein perfektes harmonischen Gesichtsprofil gewünscht,

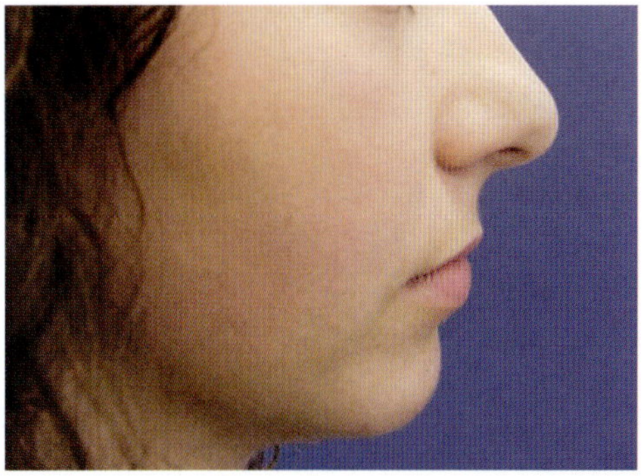

NACHHER

sollte man sich die jeder Diät hartnäckig widerstehenden Fettwülste unter dem Kinn mit zarten Spezialkanülen absaugen lassen.

Fotos: Ordination Dr. Ziya Saylan, Deutschland

Der Patientin wurde nach einer Fettabsaugung des Halses ein Kinnimplatat eingesetzt.

Mein Rat:
Haben Sie vor, durch eine Nasenoperation Ihren Nasenhöcker abtragen zu lassen, und stört Sie gleichzeitig auch Ihr zu kleines Kinn, können Sie beide Operationen miteinander verbinden. Der aus dem Nasenbereich entfernte Knorpel kann in der gleichen Sitzung zum Aufpolstern für Ihr Kinn benützt werden.

PATIENTEN-BRIEFE

Frage von R. G. aus Imst
Mein Sohn ist 7 Jahre alt und hat ein abstehendes Ohr, das andere ist von der Form her in Ordnung. Kann man nur 1 Ohr operieren, und muss wegen der Gleichmäßigkeit an beiden geschnitten werden? Muss man dann die Änderung von zwei oder nur einem Ohr bezahlen?

DG
Wenn Sie unsere beiden Gesichtshälften getrennt betrachten, sind diese bei jedem Menschen ganz verschieden, ob es sich nun um die Lippen, Augenbrauen oder Ohren handelt. Die Kunst eines ästhetischern Operateurs besteht darin, die kleinen „Naturfehler" so auszubessern, dass sie nicht mehr sichtbar sind, und die Harmonie des Gesichtes gewahrt bleibt. In diesem Sinn wird bei Ihrem Sohn nur ein Ohr operiert werden, das der Chirurg dem zweiten, so gut es geht angepasst. Selbstverständlich zahlen Sie nur den operativen Aufwand für ein Ohr.

FRAGE von J. O., aus Wien 20
Ich habe ein sehr kleines Kinn, und möchte mir ein Implantat einsetzen lassen. Kann dabei etwas schiefgehen? Wann kann ich nach der Operation wieder unter Leute gehen, wie aufwendig ist die Nachbehandlung?

DG

Bei der Frage, „kann etwas schief gehen?“, antworte ich meinen Patienten: „Es kann immer etwas schief gehen. Egal um welchen Eingriff es sich handelt. Und wenn es der Chirurg ist, der mit Herzinfarkt und gezücktem Messer über Ihnen zusammenbricht.“ Aber seltene Sachen sind selten. Das größte Risiko stellt ein unerfahrener Operateur dar, der die Nerven des Unterkiefers verletzt, oder das „Nest“ für das Implantat zu groß gestaltet, sodass dieses hin und her rutschen kann. Nach dem Eingriff sollen Sie für ein paar Tage wenig lachen, sprechen und kauen, für eine Woche Bandagen oder Fixierungspflaster tragen.

• • • • • • • • • •

Frage von F. U. aus Wien 16

Meine Tochter ist 4 Jahre alt und hat abstehende Ohren. Kann ich sie jetzt operieren lassen, oder sollen wir noch warten?

DG

Man sollte so lange warten, bis das Kind den Eingriff versteht und akzeptiert. Hat das Kind zu große Angst, beginnt es trotz lokaler Schmerzbetäubung zu schreien, kann man die ungefährliche Variante ohne Vollnarkose nicht durchführen. (Damit steigt das Operationsrisiko wesentlich an.)

hilfe bei narben

GERÜCHTE

Harrison Fords attraktive Narbe am Kinn ist während der Dreharbeiten zu Indiana Jones entstanden, als er mit einer Peitsche einen Löwen abwehren wollte.

FALSCH. Ford rammte als junger Mann mit seinem Wagen einen Telegrafenmast.

Die Narbenbildung ist von Mensch zu Mensch sehr verschieden und vom Hautbereich abhängig. Besonders starke Narben können im Schulterbereich, vor dem Brustbein und um den Unterkiefer entstehen.

Kennen Sie den Film: „Der Mann, den sie Pferd nannten"? 120 Minuten pure Männlichkeit, der Mann wird auf Haken gehängt und gefoltert, jede Filmminute eine stolze Narbe mehr, und der Pferdmann strotzt nur so vor Mut und Tapferkeit. Nach so einem Erlebnis würde man am liebsten noch im Kino sein Taschenmesser zücken, um mit ein paar Zusatznarben nicht zu den herumlaufenden Warmduschern zu gehören.

Nicht nur bei dunklen Völkern werden noch heute „Schmuck- und Prestigenarben", die Rang und Tapferkeit des Trägers zeigen, durch Einstreuen von Asche in die Wunde erzeugt, auch bei unseren schlagenden Studenten-Verbindungen reiben die Fechter noch manchmal Salz in ihre Säbelwunden, damit eine imposante Narbe entsteht.

Keine Angst, Asche und Salz stehen nicht in meinem Behandlungsregal für Narbenprobleme, aber wir sollten manche Narben grundsätzlich mit anderen Augen sehen, und vielleicht sogar mehr schätzen. Nicht unbedingt die negativen Narben, aber die positiven. Um ein Beispiel zu geben, was damit gemeint ist:

Eines Tages kam ein junger Mann in meine Ordination. Er hatte von Geburt an eine Hasenscharte, die zwar operiert wurde, das Ergebnis aber in keinem Fall befriedigend aussah. Die Narbe leuchtete hässlich weiß zwischen 2 verschieden großen eingezogenen Lippenteilen, insgesamt wirkte der Mund schief und gab dem Patienten einen hämischen, unsympathischen Ausdruck.

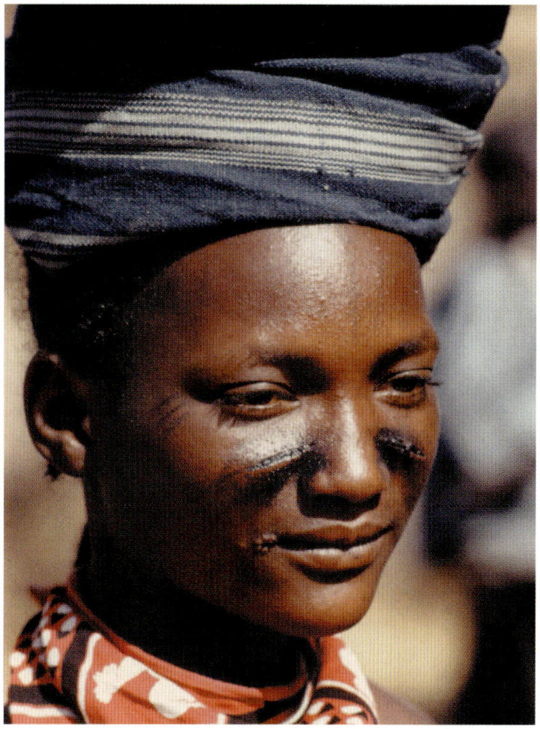

Foto: Mario Mayer-Pix Agentur

In anderen Kulturkreisen werden dicke, breite Narben als besonders anmutig und schön betrachtet.

Ebenso kam ein junges Mädchen zu mir. Sie hatte am linken Oberarm eine weiße Zickzacknarbe von einem Glassplitterunfall und wollte sie unbedingt entfernt haben. Sie genierte sich, ihren Oberarm unbedeckt zu zeigen und versteckte diesen sogar im heißesten Sommer unter einer langärmeligen Bluse. Dem jungen Mann half ich gerne. Zuerst lösten wir die verbackenen Narbenstränge, füllten seine Lippen gleichmäßig mit einem Fixmaterial auf und schwindelten mit einem permanenten Make up das fehlende Lippenrot auf seinen schiefen Mund.

WARNUNG

Wenn Sie wissen, dass Sie zu Keloiden (Narbenwucherungen) neigen, geben Sie das vor einer Operation unbedingt an. Um Wucherungen vorzubeugen, kann man nach dem Fadenziehen öfters Kortison in das Narbenareal einspritzen und Narbenpflaster tragen.

TIPPS

So wie sich der erfahrene Operateur um eine schöne Narbenbildung bemüht, sollte sich auch der Patient an die Regeln der Narbennachbetreuung halten. Machen Sie in den nächsten Wochen bis Monaten keine Sportübungen oder Bewegungen, die die Haut im Operationsgebiet auf irgendeine Weise ausdehnen oder verziehen. Tragen Sie nach operativen Eingriffen oder gar Narbenkorrekturen unbedingt für mehrere Wochen ein selbstklebendes, spezielles Narbenpflaster. Das Ergebnis wird auf alle Fälle noch schöner.

Das Ergebnis war vor allem so erfreulich, weil der Patient nach der Behandlung seiner Umgebung mit komplett neuem Selbstbewusstsein gegenüber trat. Dem Mädchen versuchte ich zu erklären, dass es positive und negative Narben gibt. Die Hasenscharte war eine negative, der Zickzackring eine ausgesprochen positive. Abgesehen davon, dass eine neue Operation kaum einer Besserung gebracht hätte, werden solche „Male“ von Partnern oft besonders geliebt und können einem Menschen eine interessante Ausstrahlung geben. Voraussetzung und wichtigster Aspekt sind aber, dass der Träger die Narbe selbst akzeptiert, damit die Umgebung auch positiv darauf reagieren kann.

An sich ist eine Narbe ein kleines Wunder. Nach einer Verletzung bildet sich ein Wundschorf und die Lücke wird mit neuen Bindegewebszellen gefüllt. Durch Einwachsen von kleinen Blutgefäßen wirkt die Narbe vorerst rot, später weiß und kleiner, weil sie durch den Verlust an Wasser, an kollagenen und elastischen Fasern schrumpft.

Unproblematisch, wenn sie zart und kaum sichtbar ist, aber was tun, wenn sie hässlich breit aussieht, oder eine Wucherung (Keloid) entstanden ist?

Bei der operativen Narbenkorrektur wird unter Berücksichtung der Spannungslinien der Haut die hässliche Narbe ausgeschnitten und durch Versenken, Verlagern, Unterfüttern oder Verschieben korrigiert. Steht die Haut zu sehr unter Spannung, werden die Schnitte oft in einer „W oder Z-Form“ angelegt. Ist zu wenig Haut für eine Deckung vorhanden, kann man von anderen Stellen, z.B hinter dem Ohr, Hautstücke ausschneiden, oder man verwendet einen Hautexpander: Durch einen eingesetzten Ballon wird die Haut um die Narbe einige Wochen gedehnt, dann die Narbe entfernt, und mit dem Hautüberschuss gedeckt. Eingesunkene Narben kann man mit Knorpel, Fett-, Muskel- oder Unterspritzungsmaterial füllen. Häufig sind eingezogene Narben, z.B. im Bereich von Unterleibsoperationen, mit Fett ummantelt, das leicht abgesaugt werden kann.

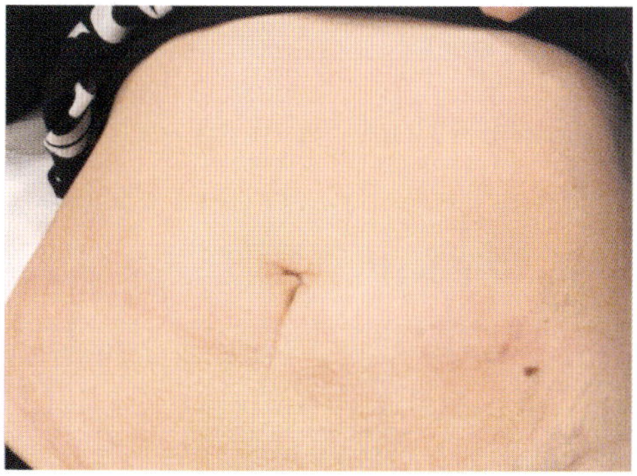

Vorher

Außer der operativen Narbenentfernung gibt es aber auch noch andere Therapien: Bei der Kryotherapie wendet man Kälte an, beim Laser Hitze, bei frischeren Narben Cortisoninjektionen, bei Chemical Peelings und Glycolsäurecremen den Schäleffekt, um die Oberfläche der Narbe abzuflachen.

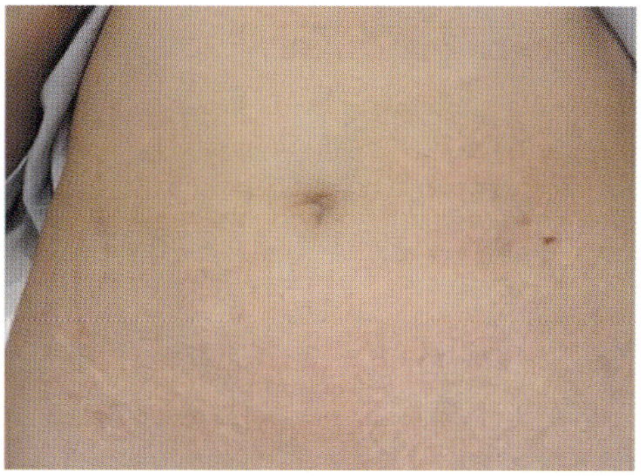

Nachher

Fotos: Ordination Dr. Doris Grablowitz

Links: Nach einer Schwangerschaft hatte die Patientin einen schlaffen Bauch und viele kleine Gewebeeinrisse/narben (Striae).

Rechts: Das Ergebnis nach mehreren Sitzungen mit einem Nlite /Skinmasterlaser.

Aber bevor Sie sich für eine Narbenentfernung entscheiden, überlegen Sie, ob Ihre Narbe nicht doch zu den „positiven" gehört.

PATIENTEN-BRIEFE

Fr. T. N. aus Graz
Ich bin 47 Jahre alt, habe große Gewichtsschwankungen hinter mir und dementsprechende Falten um Mund- u. Kinnpartie. Ich würde gerne ein kleines Lifting machen lassen, habe aber starke Neigung zu Keloiden, was soll ich tun?

DG
Erzählen Sie Ihrem Chirurgen von Ihrem Keloid-Problem, er wird operativ darauf Rücksicht nehmen. Unmittelbar nach dem Fädenziehen kleben Sie ein Narbenpflaster auf die Narbe, das Sie Tag und Nacht tragen und nur zum Wechseln abnehmen. Falls nötig wird Ihnen Ihr Chirurg zusätzlich im Dreiwochenabstand mehrere Male Cortison direkt in die Narbe spritzen.

•••••••••••

Hr. S. S. aus Klosterneuburg
Von einer Bauchoperation ist bei mir eine sehr lange, verdickte, tiefe, kraterförmig eingesunkene Narbe zurückgeblieben. Kann man die unterspritzen oder mit Laser entfernen?

DG
Ihre eingesunkene Narbe kann man nicht mit Laser entfernen und sie zu unterspritzen käme zu teuer und würde wenig bringen. In

diesem Fall muß man einen chirurgischen Eingriff vornehmen, die häßliche Narbe herausschneiden und mittels „Verschiebelappentechnik" des darunter liegenden Fettgewebes die Einsenkung korrigieren.

• • • • • • • • • • •

Frage von Z. R. aus Amstetten

Meine Mutter hatte 5 Schwangerschaften und ihr Bauch sieht mit hässlichen Schwangerschaftsstreifen komplett zerrissen aus. Ich habe mein erstes Kind bekommen, und auch ein paar Streifen, und möchte sie sofort loswerden. Aber wie? Meine Cremen haben mir nicht geholfen.

DG

Würde jemand etwas gegen Striae distensae erfinden, könnte er einen Nobelpreis bekommen. Bis jetzt kennen wir nur Therapien, die Striae flacher, glatter und unauffälliger machen, sie aber nicht gänzlich verschwinden lassen können. Zu empfehlen sind Schleiftherapien (mechanische Schleifung mit Sand, Sandpapier, Messerchen, neuestens auch Wasserdruck, Chemical Peelings, Glycolsäurecremes) und Lasergeräte.

• • • • • • • • • • •

der weg zur idealfigur

GERÜCHTE

„Bei Sex verbraucht man die meisten Kalorien.“
FALSCH, auch wenn es sich um aufregende 10 Minuten handelt.
RICHTIG, erst ab einer Dauer von 30-60 Min bei gleichmäßigem Puls um 130.

Die Zauberwörter heißen Ernährungsumstellung (Fettreduzierung) und Bewegung. Nur mit diesen Mitteln ist der Abnahmeerfolg von Dauer und gesund.

Kein Wunder, dass auf die Frage: „Finden Sie, dass Sie eine Idealfigur haben?“ 90 % der Angesprochenen mit einem klaren „Nein“ antworten. Im Zeitalter des Schlankheitswahns ist keiner zufrieden. Die Jugendlichen wissen ihre straffe Haut noch nicht zu schätzen, die 45 kg-Models sind in Wirklichkeit jedem normalen Mann zu wenig griffig, und ab 35 beginnt die Brust zu hängen oder der Schwimmreifen zu wachsen. Laut Statistik ist außerdem jeder zweite Deutsche/Österreicher zu dick, jeder fünfte gilt als zu fett, und kaum einer bekommt es in den Griff. Als Ursache dafür gelten ungezügeltes Essverhalten, erbliche Vorbelastung, psychische Störungen und vor allem Bewegungsmangel.

Eines der besten Konzepte zum Abnehmen wäre ohne Frage warme Südseesonne, gegrillte Fische unter Kokospalmen und eine heiße Liebe. Da dies mit unserem Alltag leider schlecht zu vereinbaren ist, bauen viele Leute auf Abnehme-Versprechen wie Quellmittel, Schlankheitstropfen, Krautsuppenwochen, Apettitzügler, Schlaf-Dich-schlank-Kuren, oder Hungerdiäten, die zwar vorrübergehende Hoffnung, aber auf Dauer wenig Erfolg bringen. Das gleiche gilt für Kalorien-Diäten, da die wenigen Kalorien auch unsere Gesamtenergie reduzieren.

Mehr Aufmerksamkeit sollten wir auf die Verteilung von Fett und Kohlehydrate legen, denn die goldene Grundregel heißt: Wenig Fett (pflanzlich), dafür viele sättigende Kohlehydrate (Kartoffeln, Nudeln, Reis und Vollkornprodukte), mehr fettarme Eiweißprodukte, viel Obst und Gemüse, täglich 2-3 l Flüssigkeit und viel Bewegung.

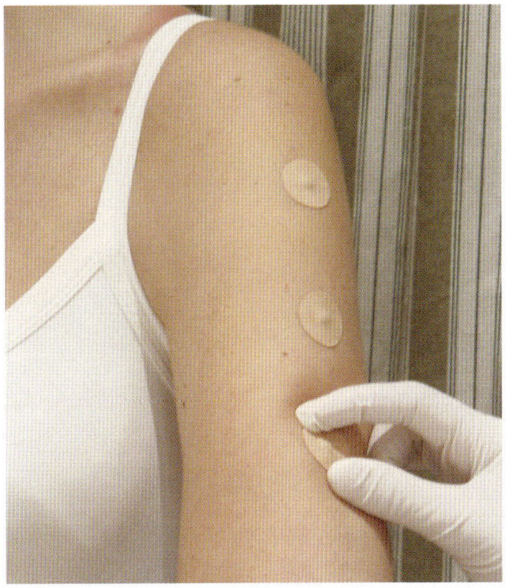

Aber auch der Sport hat seine Tücken. Gerade beim härtesten Marathon-Training wird kein Fett abgebaut, weil nicht der Fett-, sondern nur der Kohlenhydratstoffwechsel angekurbelt wird. Erst wenn man ausdauernd mit einer Pulsfrequenz von durchschnittlich 130 sein Training durchhält, wird Fett verbraucht. Sport hat zudem einen positiven Einfluss auf unser Appetitverhalten, bewirkt die Ausschüttung von Endorphinen („Glückshormone“) und hilft Stress abzubauen.

Natürlich kann man auch zu weitern unterstützenden Maßnahmen wie Hypnose (Schlanksein wird einsuggeriert, aber der hintergründige

TIPPS

Wollen Sie sinnvoll und gesund abnehmen, sollte die Gewichtsabnahme innerhalb eines Jahres nicht mehr als 5 bis 10 Prozent des Ausganggewichtes darstellen.

Foto: Ordination Dr. Doris Grablowitz

Als Unterstützung beim Abnehmen können Magnetpunkte auf bestimmte Stellen des Oberarmes und Bauches geklebt werden, die man bei Hunger und Essenslust fest drückt.

WARNUNG
Eine Radikalkur ist ein wirklich „radikaler" Fehler. Zwar nimmt man dabei schnell ab, aber der Körper erkennt sie als lange „Hungerperiode" an. Beginnt man wieder normal zu essen, verlangt der Körper seine Energie zurück und speichert sofort alles als Fett im Körper.

Fotos: Ordination Prim. Dr. V. Grablowitz

Vor und nach Fettabsaugen eines sich jeder Diät hartnäckig widersetzenden Bauches.

Konflikt muss aufgedeckt werden!), Hormonspritzen (24 Schwangerschaftshormon-Injektionen innerhalb von 2 Monaten), Akupunktur, Magnetpunkten (bei Hungergefühl drückt man aufgeklebte Magnetknöpfchen), Silklighttherapien („Wegwalzen" des Fettes), oder Fettabsaugung zurückgreifen.

Für die ganz Dicken, die schon hunderte Kilos ab- und wieder zugenommen haben, gibt es das „Gastric banding": Im Krankenhaus wird bei Vollnarkose ein verstellbares Band um den Magen geschlungen, damit der Patient nur mehr geringe Essmengen aufnehmen kann, und trotzdem ein hohes Sättigungsgefühl besitzt. Aber bei all den Konzepten vergessen Sie nie: Ihre Idealfigur soll nicht von Ihrer Umgebung, sondern nur von Ihnen alleine bestimmt werden.

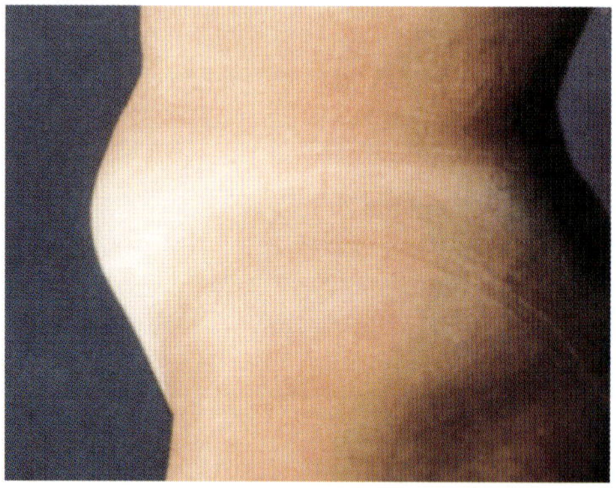

VORHER

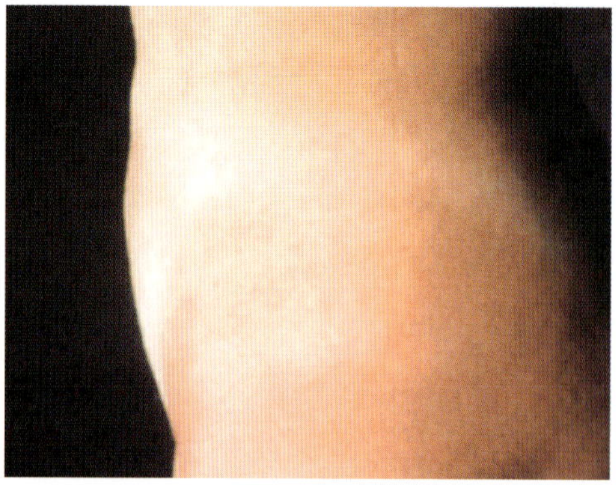

NACHHER

Mein Rat:
„Der Mensch ist, was er isst!" Um langfristig abzunehmen, helfen keine Pillen, Hungerkuren oder Diäten. Sport und Ernährungsumstellung sind das Geheimnis einer guten Figur.

PATIENTENBRIEF

Fr. E. R. aus Wien, 15
Ich bin 43 Jahre alt und habe schon alle Diäten der Welt probiert und sogar psychologische Beratung hinter mir, bin aber trotzdem noch um 30 kg zu dick. Kann ich mir als letzte Möglichkeit Fett absaugen lassen? Ich weiß nicht mehr weiter!

DG
Fettabsaugen ist kein Schlanksaugen! Mit dieser Methode kann man wunderbar lokale Problemzonen absaugen lassen aber nicht den ganzen Körper. Lassen Sie sich besser laparaskopisch (Knopfploch-Chirurgie) ein Magenband einsetzen. „Gastric banding" ist in solchen Fällen der derzeit häufigste operative Eingriff in Amerika, um Gewicht zu verlieren. Erst, wenn Sie erfolgreich Ihre 30 überschüssigen Kilos abgenommen haben, besprechen Sie mit Ihrem Spezialisten, ob ein anschließendes Absaugen oder eine operative Spannung von schlaffen Hautzonen zusätzlich sinnvoll ist.

cellulite

GERÜCHTE

„Diese neue Cellulite Behandlung kann Ihre Orangenhaut für immer beseitigen!"
FALSCH. Cellulite nimmt leider mit dem Älterwerden zu. Die Behandlungen können das Gewebe straffen, die Cellulite verbessern, aber nicht für immer verschwinden lassen.

Da früher „dick ist schön" galt, soll auch Cleopatra Cellulite gehabt haben. Wenn es stimmt, ist dies auch nur ein schwacher Trost.

Am Nachmittag haben es die holländischen Fußballfans am Graben geschafft, meine Ordination im 4.Stock zu überbrüllen, am Abend wurde auf jedem Bildschirm bei Freund und Feind das Fußballspiel Holland gegen Österreich übertragen, sodass ich 90 Minuten lang die knackigen Waden und „cellulitefreien" Oberschenkel der Spieler bewundern konnte. Welche Ungerechtigkeit! Ich meine nicht das 3:0, sondern dass bei Männern das Bindegewebe aus schrägen, über Kreuz laufenden Kollagenfasern und sehr kleinen Fettkammern besteht. Bei Frauen dagegen ist das Bindegewebe weicher, die Fettkammern sind größer, können mehr Fett aufnehmen und sich extrem weiten. Darüber hinaus treten bei Frauen durch Monatsblutung, Schwangerschaft oder Menopause hormonelle Schwankungen auf, die das Speichern von Fett noch begünstigen. Die Fettzellen quellen zwischen dem Bindegewebe hervor, wodurch es an der Hautoberfläche zu den typischen Vorwölbungen und Vertiefungen kommt, die Ähnlichkeit mit einer Orangenschale zeigen. Deswegen nennt man diesen Zustand auch

„Orangenhaut" oder „Cellulite", von dem letztendlich über 80% aller Frauen früher oder später betroffen sind. Hätte Peter Paul Rubens vor mehr als 300 Jahren eine Frauenfußballmannschaft gemalt, hätten die Oberschenkel anders ausgesehen. Zu seiner Zeit und tausende Jahre davor galt: „Dick ist schön"! Weiche, füllige Körper gaben den Ton an, Sicherheits-Fettpolster galten in kargen Zeiten als Wohlstandszeichen. Da Essen meist teuer und schwierig zu beschaffen war, konnten sich nur Könige oder wirklich Reiche das Dicksein leisten. Sogar die schöne Cleopatra, die immer so schlank dargestellt wird, soll in Wirklichkeit eine mächtige Frau, mit viel Bauch, üppigem Körper und entsprechender Cellulite gewesen sein.

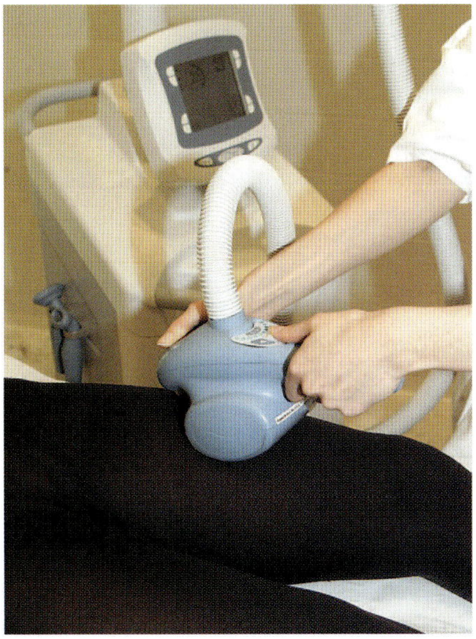

Foto/Korrak: Ordination Dr. Doris Grablowitz

Bei der Behandlung mit der Silk-light Therapie wird mit einem Saug-Unterdrucksystem die Orangenhaut von allen Richtungen her (was bei der manuellen Massage nicht möglich ist !) „weggewalkt".

Der Stellungswert von Cremen gegen die Orangenhaut ist laut Untersuchungen von „Stiftung Warentest" nicht sehr hoch. Man kann sie als unterstützende Therapie einsetzen, wenn man die winzigen Hautfältchen über dem schlaffen Bindegewebe zusätzlich glätten möchte. Hier empfehlen sich vor allem Cremen, die das kollagene Stützgewebe der Haut aufbauen und verstärken wie z.B. Zuckerrohrsäure-Cremen vom Arzt. Grundvoraussetzungen im „Kampf gegen die Cellulite" sind geregeltes Essen, straffende Bürstenmassagen nach der Morgendusche und täglicher Sport (kann nur 10 Minuten

TIPPS
Liegen Sie nie länger als 20 Minuten in der warmen Badewanne, und duschen Sie immer mit kaltem Strahl, in Richtung zum Herzen, nach. Auch eine anschließende Saunabürstenmassage soll immer in Richtung zum Herzen erfolgen.

WARNUNG
Hören Sie nicht mitten in einer Behandlung auf, nur weil Sie nach kurzer Zeit noch keinen Erfolg sehen. Der stellt sich erst nach einigen Wochen und hartnäckiger Therapie ein.

Gymnastik in der Früh sein). Wenn sich ein Mensch wenig bewegt, seine Muskeln nicht häufig spannt und entspannt, kann die Lymphflüssigkeit nicht genügend aus dem Gewebe gepumpt werden. Da sie die Aufgabe hat den Körper zu entgiften, werden die Abfallprodukte in den Zellen gespeichert und die Cellulite verstärkt sich. Auf keinen Fall sollen Sie an Gewicht zunehmen. Falls Sie aber abnehmen möchten (die meisten Frauen ab 35, 40 meinen, sie sind zu dick), empfiehlt sich die Trennkostdiät, bei der man versucht, Kohlehydrate und Eiweiße getrennt zu genießen. Generell kann man nicht sagen, dass nur die eine oder andere Behandlung hilft, oft sind Kombinationstherapien besonders günstig.

Bei der Cellulolipolyse, mit der man erstmalig direkt an der Fettzelle arbeiten kann, werden feinste Nadeln, ähnlich den Akupunkturnadeln, in die Fettschicht unter der Haut gestochen. Die Nadeln sind mit einem Gerät verbunden, das mit rhythmischen, schwachen Stromimpulsen die Fettzellen aktiviert und zum „schmelzen bringt". Mehrere Sitzungen sind nötig, mit kleinen blauen Flecken sollte man rechnen.

Wer keine Nadeln möchte, kann sich dem moderneren Silk-Light oder Endermologie System (verschiedene Firmen) anvertrauen. Mit elektrisch angetriebene Rollen und einem kombinierten Vakuum-Ansaugesystem, wird eine Hautfalte von jeder Seite erfasst, ein- und ausgerollt, die Mikrozirkulation verbessert und dadurch das Bindegewebe gekräftigt und gestrafft. Mit dieser Art von medizinischer Hautgymnastik werden die Fettablagerungen abgebaut und die Celluliteanteile stark verringert. Mehrere Sitzungen sind für eine Kur nötig, 2 Kuren pro Jahr zu empfehlen.

Sehr erfolgreich kann man unter ärztlicher Anleitung männliche Hormone mittels Strom- oder Ultraschallverfahren in die von der Cellulite befallenen Hautareale einbringen. Der Hormonspiegel im Blut muss vor der ersten Sitzung bestimmt werden und ist auch während der Therapie öfters zu kontrollieren.

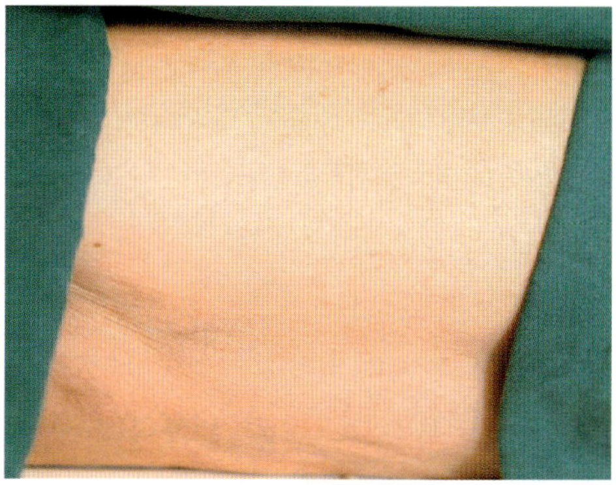

Vorher

Zuletzt dürfen wir die wichtige Fettabsaugung nicht vergessen, denn sie glättet die Orangenhaut, in dem sie die Menge an Fettzellen reduziert. Besonders günstig ist es, sich nach der Fettabsaugung noch einer Lymph- oder Ultraschallbehandlung zu unterziehen, da diese Therapien die Hautstrukturen zusätzlich verbessern.

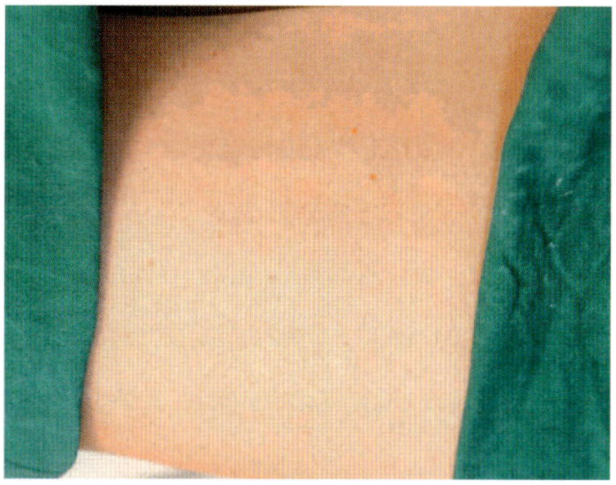

Nachher

Fotos/Korrak: Ordination Dr. Doris Grablowitz

Gegen Cellulite werden männliche Hormone mittels Iontophorese (Stromtherapie) eingeschleust, anschließend eine Silk-light Therapie durchgeführt. Insgesamt 2x 6 Sitzungen im zeitlichen Abstand sind erforderlich.

Welches Verfahren Sie letztendlich vorziehen, für welche Technik sie sich auch entscheiden, die Behandlung der Cellulite entspricht einer guten Lebensphilosophie: Hartnäckig am Ball bleiben und nie aufgeben!

PATIENTEN-BRIEFE

Fr. R. L. aus St. Veit

Ich habe auf beiden Oberschenkeln starke Orangenhaut und traue mich nicht mehr ohne Hose in Bäder. Meine Schenkel und der Po sind schwabbelig und haben richtige Dellen. Ich habe schon unzählige Cremen ausprobiert, die ich in der Parfümerie gefunden habe, ich habe viel Geld dafür ausgegeben und auch sorgfältig gecremt, aber besser ist die Orangenhaut nicht geworden. Sport hat mir auch nicht geholfen. Gibt es etwas das hilft? Operieren möchte ich mich aber nicht lassen.

DG

Kosmetika dürfen nur unterstützend helfen und nach dem Gesetz keine starken Gewebeveränderungen hervorrufen. Denn wären kosmetische Wirkstoffe so tiefgreifend effektiv, könnten auch unangenehme Nebenwirkungen auftreten. Um ausgeprägte Orangenhaut zu verbessern sollten Sie zu stärkeren Therapien greifen. Dazu gehören Hormon-Gels vom Arzt, die mit Ultraschall oder Strom tief in die Haut eingeschleust werden. Sehr gute Erfolge zeigen auch Cellulite-Strombehandlungen, bei denen mit zarten Nadeln in das Fett gestochen wird. Etwas angenehmer und sehr beliebt sind die Saug-Walkbehandlungen mit einem Unterdrucksystem wie z.B. die „Silklight-Therapie“, die wie alle anderen Therapien in mehreren Sitzungen durchgeführt und nach 6-12 Monaten wiederholt werden sollte.

Fr. B. U. aus Baden bei Wien
Ich bin 19 Jahre alt und nehme seit ca 1 Jahr die Pille. Ich habe darauf sehr stark zugenommen, besonders an den Oberschenkeln. Seit einiger Zeit bemerke ich dort und am Po häßliche Dellen. Ich habe Angst vor dem Sommer, denn mit diesen Oberschenkeln will ich mich im Sommer nicht zeigen Was soll ich machen?

DG
Wenn man die Anlage zur Cellulite (Orangenhaut) besitzt, und stark zunimmt, kann es zu einem Ausbruch der Cellulite, oder einem Verstärken der vorhandenen kommen. In Ihrem Fall sollten Sie viel Sport für die Oberschenkel betreiben und mit vernünftigen Diäten, wie z.B. der Trennkost, die zusätzlichen Kilos wieder abnehmen. Sie werden sehen, dass sich auch die Cellulite bessert. Wenn Sie glauben, dass vor allem die Pille an der Gewichtszunahme schuld ist, bitten Sie Ihren Frauenarzt, diese zu wechseln. Sollte die Cellulite dann immer noch nicht verbessert sein, können Sie spezielle Cellulite-Therapien beim Arzt, wie z.B. die Silklight-Therapie, durchführen.

bodypeeling

GERÜCHTE

„Bei der starken Körperschälung muss man die Tatoos auslassen, da man sie sonst mitentfernen würde.“

FALSCH. Ich kann nur eines dazu sagen: schön wär` es, wenn...

Bodypeelings sind Schälkuren der Körperhaut, die mindestens ein Mal pro Jahr zur Vorsorge oder bei bestehenden Hautveränderungen durchgeführt werden können. Behandelt werden Hautveränderungen am Körper wie Altersflecken, verschiedenste unerwünschte Auflagerungen oder faltige, schuppende, trockene Hautstellen, die bereits ab dem 30. Lebensjahr auftreten können.
Kosmetische Peelings lösen nur oberflächlich die sich bereits abstoßenden Hautschüppchen. Medizinische Bodypeelings hingegen wirken bis in die tieferen Schichten der Haut .

Wünschen Sie sich nicht auch manchmal aus der eigenen Haut fahren zu können und sich rundum zu erneuern? Ein Bodypeeling macht das bis zu einem gewissen Grad möglich und ist für die Körperhaut ein wahrer Jungbrunnen. Liest man über „Chemical Peelings“ oder „Schälkuren“, so denkt man fast immer an das Gesicht. Aber was ist mit dem armen Körper? Gut versteckt unter der Kleidung, wird er meist sträflich vernachlässigt. Erst wenn der Sommer oder die Sonnenurlaube ins Land ziehen, werden die „Reibeisenhaut“ an den Oberarmen, die Altersflecken am Decolleté, die schuppende Haut an den Unterschenkeln und die Alterswarzen am Rücken deutlich sichtbar. Mit

Schrecken stellt man fest, dass die Haut an den Oberschenkeln im Vergleich zum letzten Jahr noch schlaffer geworden ist, und die Oberarme noch mehr Fältchen bekommen haben.

Aber wer von uns hat bei dem täglichen Stress schon Zeit, sich wie Kleopatra stundenlang in Eselsmilch zu baden, und sich anschließend noch mit Nilsand abzureiben?

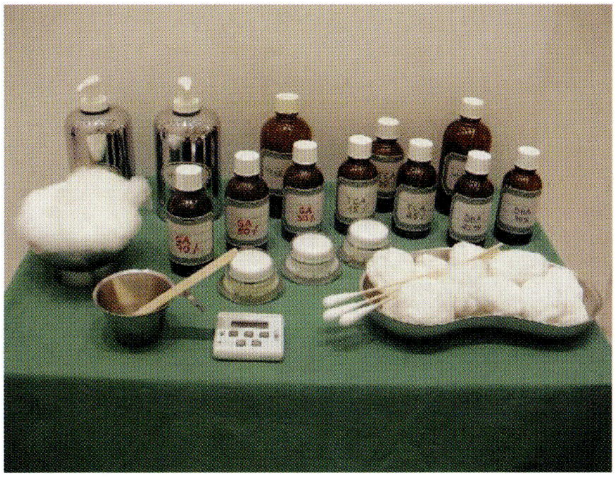

Foto: Ordination Dr. Doris Grablowitz

Bei einem Body Peeling werden mehrere Substanzen individuell für den Patienten zusammengestellt.

Sie sollten sich die Zeit nehmen. Kleopatra nützte bereits vor Tausenden von Jahren den schälenden Effekt der Milchsäure und der mechanischen Reibung des Nilsandes, um eine glatte und pralle Körperhaut zu bekommen.

Die Hofdamen des Mittelalters verzichteten auf die Eselsmilch und rieben ihre Haut lieber mit Rotwein ab. Sie machten damit nichts anderes als ein Bodypeeling mit der Weinsäure .

Ein paar meiner Winter -Feiertage verbrachte ich auf der Turracherhöhe, allerdings weniger auf der Schipiste als neugierig in dem schönen Wellness-Bereich meines Hotels. Die beliebteste Abteilung war das Hamam, wo die „Meisterin des Hamams" die Haut von oben bis unten mit einem rauen Ziegenhaar-Handschuh abrieb und erzählte, dass die Wurzeln dieses „orientalischen Bodypeelings" sogar bis in das Jahr 724 zurückreichen.

TIPPS

Tragen Sie nach dem Körperpeeling weiße Baumwolle über den vorher behandelten Hautstellen, z.B. weiße Zwirnhandschuhe oder weiße T-Shirts. Möglichst keine bunten, auf keinen Fall schwarze Kleidungsstücke, denn die Farben enthalten oft Substanzen, die die Haut reizen können. Stoffe wie Seide sind auch nicht geeignet, weil sie nicht bei hohen Temperaturen in der Maschine gewaschen werden können.

Ob vor 2000 Jahren oder in unserer Zeit, der Sinn einer Körperschälung ist der gleiche. Die alte, beschädigte Haut soll erneuert werden. Im Gegensatz zu den kosmetischen Körperschälungen wird bei den starken medizinischen die Neubildung von Kollagenfasern angeregt, und durch die folgende Zunahme der Stützgewebsschichte, die Körperhaut praller, glatter und fester. Durch den stark schälenden Effekt kann man unerwünschte Auflagerungen, wie braune Sonnenflecken am Decolleté oder Handrücken, sogar bestimmte oberflächliche Vorstadien von Hautkrebs ganz ohne Skalpell entfernen.

Dazu werden vom Arzt entweder ätzende Stoffe in Form von Cremen, Pasten oder Flüssigkeiten (Chemisches Peeling) aufgetragen, oder spezielle Geräte zum Abschleifen der Haut (Mechanisches Peeling) mit Sand, rotierendem Schleifpapier, Metall oder Messerchen eingesetzt. Oft werden beide Methoden während einer Sitzung mehrmals abwechselnd hintereinander angewendet. Je mehr Varianten der „Peeler“ anbieten kann, desto besser ist dies für den Patienten.

Vor ein paar Jahren löste eine neue Bodypeelingpaste in den USA anfangs wahre Begeisterungsstürme aus. Natürlich bat ich meine amerikanischen Kollegen, mir diese Methode zu zeigen: Die Patienten lagen eingeschäumt auf Plastikfolien, die Paste klebte nicht nur am Körper, sondern auf der restlichen Kleidung, den Haaren, auf der Toilette, dem Garderobenständer und am Rezeptionspult. Die Begeisterung hat sich auch schnell wieder gelegt, und die heutigen Varianten sehen anders aus. Bei einer ganz neuen Methode zum Beispiel, dem APM System, wird ein spezieller Vitamincocktail mit Druck in die Haut eingeschossen, und damit nicht nur die Hautstrukturen aufgebaut, sondern durch den Wasserdruck auch die Hautoberfläche geschält.

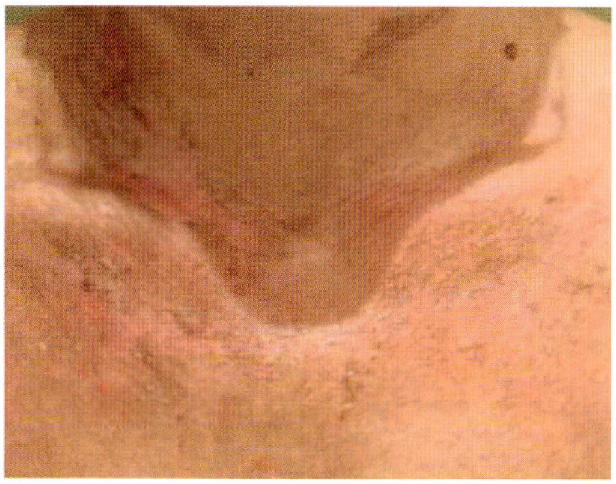

VORHER

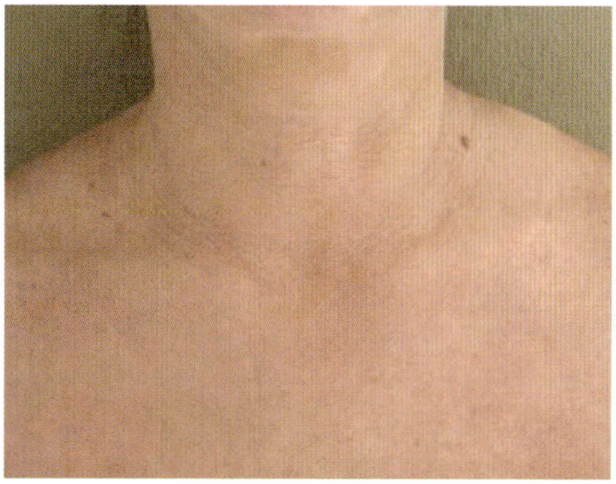

NACHHER

Hat der Patient wenig Zeit, oder darf beruflich nicht ausfallen, werden im Abstand von 2-4 Wochen mehrere zarte Bodypeelings durchgeführt. Kann sich der Patient für 5-7 Tage zurückziehen, reicht meist 1 starkes Peeling, um die bestehenden Probleme zu beseitigen. Das zarte Brennen der Haut während der Behandlung wird mit

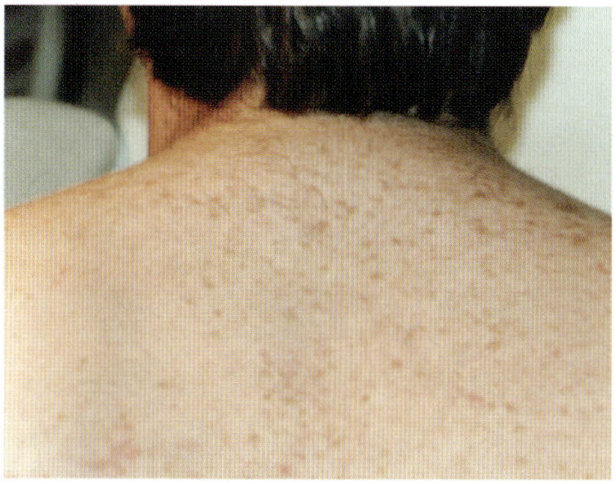

VORHER

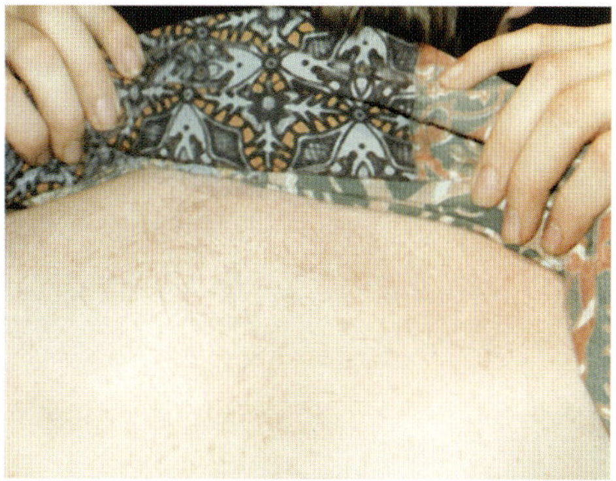

NACHHER

Fotos: Ordination Dr. Doris Grablowitz

Nach einem Sonnenurlaub im Süden, mit Sonnenbrand und Pigmentstörungen, wurde bei der Patientin ein Bodypeeling am Dekolleté durchgeführt.

Jugendliche leiden oft unter Hautproblemen/ Akne am Rücken. Mit Schälcremen und mehreren Bodypeelings können diese beseitigt werden.

kühlender Luft gelindert, in ganz seltenen Fällen können auch Schmerztabletten gegeben werden. Eine Schlafnarkose ist nicht nötig, da die Körperpeelings wegen der Gefahr der Narbenbildung nie so stark wie z.B. Gesichtspeelings durchgeführt werden dürfen.

Vor und nach dem Bodypeeling muss der Patient ein paar Wochen spezielle Salben auftragen, bei Bedarf verordnet der Arzt starke Sonnencremes, damit die Haut geschützt und das Resultat noch schöner wird.

Mein Rat:
Ein sehr beliebter Eingriff ist das Bodypeeling an faltigen, dünnen Handrücken und Armen. Besonders dann, wenn zusätzlich noch braune Sonnen- (Altersflecken) vorhanden sind. Lassen Sie dieses Peel eher in den kühlen Jahreszeiten durchführen. Da die starken Schälreaktionen mit der Heilphase doch etwa 14 Tage dauern, sollten Sie in dieser Zeit langärmelige Kleidung tragen und die gepeelten Hautareale vor intensiver Sonnenbestrahlung schützen.

WARNUNG
Immer wieder werden von Laien „Peelings" wie z. B. „Heublumenpeelings" oder „Zimtpeelings" angeboten, die die Hautoberfläche stark reizen, verwunden, aber keinerlei Tiefenwirkung besitzen. Die Nebenwirkungen sind groß, die Erfolge nur mäßig, nach dem Motto: „Viel Lärm um nichts". Durch die bestehende Infektionsgefahr können aber irreparable Hautschäden zurückbleiben.

Frage von Fr. F. R. aus Berndorf
Ich habe noch eine sehr jugendliche Figur und auch mein Teint im Gesicht ist noch glatt und frisch, nur leider meine Hände sind fleckig, knochig und die Adern treten stark hervor. Gibt es eine Möglichkeit die Hände zu verjüngen?

DG
Um die Hautspannung zu erhöhen und braune Flecken zu entfernen, kann der Hautarzt bleichende Glycolsäure-Cremen verschreiben, die mindestens ein halbes Jahr 1–2x täglich aufgetragen werden sollen. Zusätzlich kann er die Haut mit straffenden „Body Peelings" schälen. Damit werden die braunen Flecken entfernt und die dünne Haut an den Händen wird durch Zunahme der stützenden Kollagenschicht wieder prall, fest und nicht mehr so durchscheinend.

Frage von Hr. B. S. aus Wien
Die Haut an meinen Schienbeinen ist in letzter Zeit rauh und schuppig. Trotz häufigem Cremen wird sie nicht besser. Was soll ich tun?

DG
Extrem trockene Haut an Armen, Ellenbogen, Beinen und Füßen ist sehr häufig. Vor allem in der kalten Jahreszeit ist das besonders unangenehm. In all diesen Fällen empfehle ich mit verschieden starken „Body Peelings" die alte verhornte Hautschicht zu entfernen. Die neue regenerierte Haut ist dann geschmeidiger, wieder glatt, wesentlich elastischer und spannt und schuppt auch nicht mehr.

der krampf mit den krampfadern

GERÜCHTE

„Nach einer Verödung braucht man keine Stützstrümpfe oder Kompressionsverbände tragen, der Erfolg ist ohne Verband genauso gut". FALSCH. Mit einer Kompressionstherapie ist der Erfolg noch besser.

Ob dicke Krampfadern oder zarte Besenreiser – zuerst wird eine Voruntersuchung, meist mit Ultraschall, beim Venenspezialisten durchgeführt, dann die entsprechend beste Therapie für den Patienten empfohlen.

Ich werde nie den Anblick eines 18jährigen Mädchens vergessen, das eines Tages in die Venen-Ambulanz der Rudolfstiftung kam und mir dort weinend seine Beine zeigte. Sie waren wunderschön, lang, wohlgeformt und komplett zerschnitten. Da ihre ganze Familie bis zur Großmutter hin unter Krampfadern litt, wollte sie das Übel ein für alle mal ausradieren lassen. Sie fand jemanden, der ihr mit unzähligen Riesenschnitten alle sichtbaren und unsichtbaren Venen operativ entfernt hatte. Leider wurde sie nicht über die Grundregeln des Krampfaderleidens aufgeklärt: Auch wenn sie sich -zig Mal operieren lassen würde, bei einer vorgegebenen Anlage können immer wieder Krampfadern entstehen. Deshalb sind schonende Behandlungsmethoden und regelmäßige Vorsorgeuntersuchungen beim Venenarzt die vernünftigste Art, mit seinem Venenleiden unproblematisch umzugehen.

Die Krampfader oder „Varize“, krampft übrigens nicht. Höchstens der Träger während der Dauer der Behandlungsmethoden von Krampfadern im Mittelalter, denn damals gab es keine sanften und schonenden Therapien wie heute. Das Leiden selber ist uralt, Thrombosen, Krampfadern und offene Beine gehörten schon immer zu den am meisten verbreiteten Krankheiten.

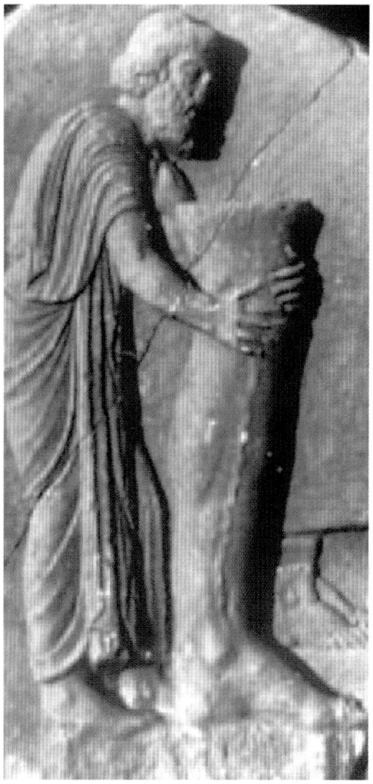

Foto: Ordination Dr. Andreas Gericke, Traunstein, Deutschland

Diese griechische Votivtafel ist eine der ältesten künstlerischen Angaben über das Vorkommen der Krampfadern und Ausdruck eines dankbaren Patienten. Dieser wurde wahrscheinlich von seiner Venenerkrankung geheilt und schenkte die Tafel einem Tempel.

So findet man das Wort „Krampfader“ bereits im Altdeutschen als „Krimfan“ oder im Mittelhochdeutschen als „Krimpfen“, was so viel wie schlängeln heißt und aus dem sich später das Wort „Krummader“ entwickelt hat.

Philippus Theophrastus Paracelsus, geb. 1443, war der erste Arzt, der erkannte, dass es außer der Amputation des Beines auch eine andere Behandlungsmethode gegen Krampfadern und offene Beine gab, nämlich den Kompressions- oder Druckverband. Er wandte sich als Arzt und Naturforscher schärfstens gegen viele bis dato durchgeführte Operationsmethoden. Es spricht für diesen großen Mann, dass sich der Kompressionsverband als Standardtherapie bis heute durchgesetzt hat.

Verspricht Ihnen, liebe/r Leser/in, jemand eine Venenoperation oder Verödung ohne anschließenden Kompressionsverband, werden Sie mit dem Ergebnis höchstwahrscheinlich nicht zufrieden sein. Doch die ver-

TIPPS

Nach jeder Venenoperation sollten Sie noch einmal Ihren Venenspezialisten aufsuchen, um kleine Restvarizen, die trotz operativer Sanierung noch vorhanden sein können, durch eine Nachverödung komplett zu beseitigen.

WARNUNG

Verspricht Ihnen jemand eine neue revolutionäre Therapie, mit der man das Venenproblem ein für alle Mal beseitigen kann, so glauben Sie das nicht. Erweiterungen der oberflächlichen Venen sind – falls keine Erkrankung des tiefen Venensystems vorausgegangen ist (Thrombose) – genetisch und/oder hormonell bedingt. Eine dauerhafte Heilung ist daher nicht möglich.

wendeten Materialien haben sich seit Paracelsus drastisch geändert. Während man früher die hässlich aussehenden, mit dicken Gummistrümpfen versehenen Beine verschämt versteckt hielt, gibt es heute feste, aber dünne Kompressionsstrümpfe in vielen modischen Farben. Für Damen sogar mit verführerischem Spitzenbesatz, die auch im heißen Sommer bequem zu tragen sind.

Schuld an den Krampfadern ist eine familiär bedingte Bindegewebsschwäche, mit fehlenden oder minderwertigen Venenklappen. Diese sollten eigentlich das sauerstoffarme, in Richtung Herz gepumpte Blut, vor dem durch die Erdanziehungskraft bedingtem Zurückfließen schützen. Funktionsausfälle der Venenklappen können in den oberflächlichen Venen ästhetisch störende Krampfadern, bläulich durch die Haut schimmernde Netzvenen oder zarte Besenreiservarizen hervorrufen, in den tiefen Venen sogar dauerhafte schwere Venenleiden und offene Beine. Die häufigsten Gründe für das Ausbrechen dieser Anlage und Sichtbarmachen der Krampfadern sind u.a. langes Stehen und Sitzen im Beruf, Fettsucht, Schwangerschaften, die Einnahme der Antibabypille, Gehen auf sehr warmen Böden oder das ständige Tragen hoher Absätze.

Wie beseitigt man nun dieses lästige Übel, das durch unsere Bewegungsarmut und eine falsche Lebens- und Ernährungsweise noch verstärkt wird? Die Operation und die Verödung bilden die zwei tragenden Säulen der Behandlung. Bei der sogenannten „Stripping"-Operation versucht man alle funktionslosen Varizen zu entfernen, indem die großen Stammvenen und Nebenäste auf eine Sonde gefädelt und herausgezogen werden. Die Einmündungsstellen in die tieferen Venen und Nebenäste werden vorher über einen Hautschnitt sorgfältig unterbunden (Cross-Ektomie). Dazu gibt es viele Varianten, bei denen z.B. nur die Venenverbindungen durchtrennt, die Krampfadern aber nicht gezogen werden (C.H.I.V.A Methode), oder nur kleinere Venenäste ohne die großen Stammvenen entfernt werden (Phlebektomie).

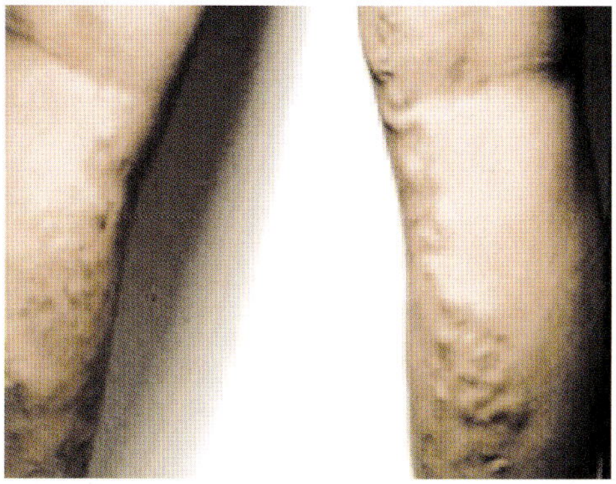

Vorher

Zur Freude aller Krankenhausmuffel soll gesagt sein, dass auf

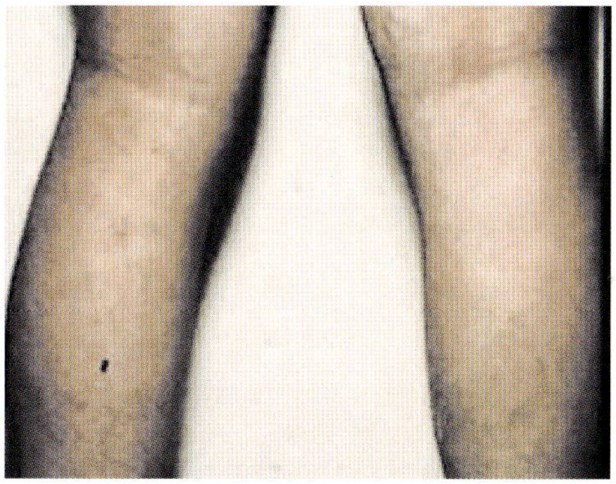

Nachher

Wunsch mittels der modernen „Tumeszenztechnik" auch während einer großen Venenoperation keine Vollnarkose mehr nötig ist und der Patient einen Tag nach dem Eingriff nach Hause gehen kann.

Fotos: Ordination Dr. Andreas Gericke, Traunstein, Deutschland

Der wirklich erfahrene Venenspezialist kann in Ausnahmefällen sogar diese starken Krampfadern nur mit Verödung (ohne Operation) beseitigen.

Die zweite Säule, die Verödung oder auch Sklerosierung genannt, beruht darauf, dass die Krampfader mit einem Verödungsmittel verklebt und dadurch ausgeschaltet wird, ohne operativ entfernt werden zu müssen. Diese Methode erfordert viel Erfahrung und wird ambulant durchgeführt. Schmerzmittel sind nicht notwendig, der Patient spürt höchstens ein zartes Brennen.

Vom Laser wird heute leider noch zu viel erhofft. Aber als ergänzende Therapie zur Verödung, besonders bei sehr zarten Besenreiservarizen, ist er nicht mehr wegzudenken. Mit dem Wiederauftreten der Veränderungen müssen Sie aber früher oder später immer rechnen. Verabschiedet sich daher Ihr Venenspezialist von Ihnen mit „bis bald", so sollten Sie ihm dies nicht übel nehmen. Er hat in der Regel dennoch sein Bestes für Sie getan.

PATIENTEN-BRIEFE

Fr. R. G. aus Neulengbach
Wie meine Mutter habe ich Krampfadern. Sie ist nie damit zum Arzt gegangen und hat jetzt ein offenes Bein. Ich möchte es nicht so weit kommen lassen, was soll ich machen? Muß ich mich operieren oder die Adern veröden lassen oder kann man mit dem Laser alles entfernen?

DG
Sie sollten zu einem Venenspezialisten gehen (meistens ein Hautarzt), der eine Erstuntersuchung mit Ultraschall vornimmt. Bei unklaren Befunden muß noch ein Röntgen der Beinvenen (Phlebographie) durchgeführt werden. Damit kann man feststellen, ob Ihre Krampfadern von einem Chirurgen operiert werden müssen oder ob eine Verödung (Verkleben der Krampfadern) beim Venenspezialisten als Therapie ausreicht. Laser werden nur bei sehr

kleinen Besenreisern erfolgreich eingesetzt und diese Behandlung wird von der Krankenkasse nicht bezahlt.

• • • • • • • • • • •

Frage von S. M. aus Tragöß/Großdorf
Ich bin 49 Jahre, leide seit Jahren an Krampfadern und hatte schon viele Venenentzündungen mit und ohne oberflächliche Thrombosen. Laut Hausarzt soll ich mich operieren lassen, müsste dann aber 10-14 Tage im Krankenhaus bleiben. Eine Privatbehandlung würde nur ein paar Tage dauern, kostet aber 2.200.– €. Wo bekomme ich die „Nassbehandlung", bei der ich nach kurzer Zeit wieder nach Hause gehen kann, und wird die auch von der Krankenkasse bezahlt?

DG
Die „Nassbehandlung" oder „Tumeszenztechnik" ist ein Operationsverfahren, bei dem ohne Vollnarkose, nur mit örtlicher Betäubung, durch eine große Menge Flüssigkeit mit Schmerzmittelzusatz operiert werden kann. Der Krankenhausaufenthalt dauert nur 1-3 Tage und wird von der KK bezahlt. Bitte erkundigen Sie sich bei ihrem Venenspezialisten oder überweisenden Arzt, in welchem Krankenhaus diese Methode durchgeführt wird. (z.B. routinemäßig im KH „Göttlicher Heiland", Wien)

• • • • • • • • • • •

fettabsaugung – liposuction

GERÜCHTE

"Fettabsaugung wird nur mit Vollnarkose durchgeführt. Bewegung und Sport sind wochenlang verboten". FALSCH. Durch die Nassmethode ist keine Vollnarkose mehr nötig, der Patient geht sofort nach Hause. Bewegung und Sport sind nach dem Eingriff nur von Vorteil.

Die Fettabsaugung, auch „Liposuction" genannt, ist in der heutigen Zeit ein modernes, schonendes Verfahren unter örtlicher Betäubung, um lästige und hartnäckige Fettpölster loszuwerden.

Wollen Sie wissen, ob Sie der geeignete Typ für eine Fettabsaugung sind? Dann stellen Sie sich nackt vor den Spiegel und betrachten Ihre Figur kritisch. Ist sie zu dick, aber wohlproportioniert, dann beginnen Sie besser mit Ihrer Lieblingsdiät und einem täglichen Sportprogramm. Sind Sie im allgemeinen zufrieden, ärgern sich aber über einen Bauch, der allen Diätattacken hartnäckig widersteht, oder über „Reiterhosen-Oberschenkel", die schon Mutter und Großmutter plagten, oder den Schwimmreifen an den Hüften, der trotz Bierverbots nicht weniger wird, dann wäre eine Fettabsaugung eine Überlegung wert.

Die ersten Fettabsaugungs- oder besser Fettauskratzungsversuche bei Männern wurden – Sie werden staunen – von einem Griechen namens Paulus Aegeneta bereits 660 vor Christi Geburt mit einem scharfen Kratzinstrument durchgeführt. Um 1920 wurde die Methode von dem französischen Arzt Dr. Dujarrier übernommen, der einem Tänzer Fett vom Bein entfernen wollte. Der Versuch ging schief und dem Tänzer musste das Bein amputiert werden.

Nein, bitte keine Angst, von 1920 bis heute ist genug Zeit vergangen, um weit schonendere Verfahren zu entwickeln. Wir leben im Zeitalter der „Nassmethode“ und dünnster Absauge-Instrumente, wir lesen über mutige Trend-Vorreiterinnen wie die Millionärswitwe Anna Nicole Smith oder die ewig junge und schlanke Sängerin Cher, die sich schon vor Jahren in vielen Sitzungen Fett absaugen ließen.

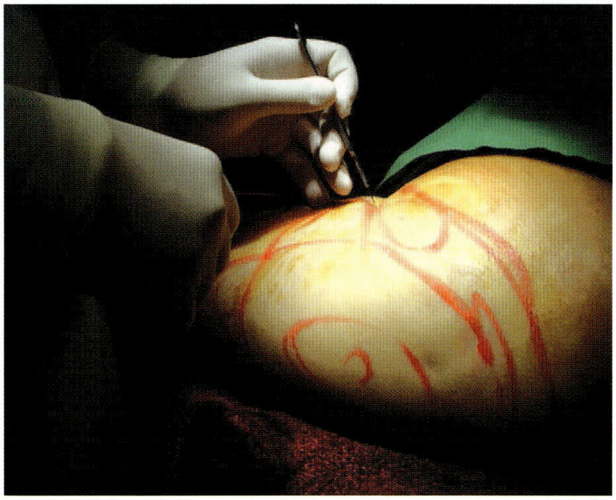

Foto: Ordination Prim. Dr. V. Grablowitz

Die Problemzonen werden zuerst angezeichnet, mit der Anästhesielösung unterspritzt und dann abgesaugt. Hier setzt der Operateur einen kleinen Schnitt, um die Absaugeinstrumente unter die Haut führen zu können.

Das erste interessante Fettabsaugungsgerät, mit Absaugkanülen unter Vakuum, konstruierte der italienische Arzt Dr. Giorgio Fischer und stellte es 1977 erstmals vor. In Frankreich wurde Dr. Pierre Fournier zum „französischen Absaugpapst“ gekürt, weil er 10 Jahre später durch eine großflächigere Arbeitstechnik, die sogenannte „criss-cross Methode“, gleichmäßigere Ergebnisse erzielte. Trotzdem waren die Resultate bis zu dieser Zeit noch nicht befriedigend. Die großen Sauger und dicken Spritzen zerstörten im festen Fettgewebe viele Strukturen, hinterließen Dellen und blaue Flecken und die damals notwendige Vollnarkose stell-

WARNUNG
Manche Institute oder Patienten betrachten es als sportlichen Wettbewerb, soviel Fett wie möglich abzusaugen. Um nach dem Eingriff den Kreislauf zu schonen und Krankenhausaufenthalte mit Infusionen (Flüssigkeitsersatz) zu vermeiden, gilt als Faustregel, pro Sitzung nicht mehr als 5% des Körpergewichtes abzusaugen.

te ein zusätzliches Risiko dar.

Das sollte sich aber alles mit der Erfindung des Amerikaners Dr. Jeffrey Klein im Jahre 1987 ändern. Er entwickelte die sogenannte „Nassmethode" oder „Tumeszenztechnik", bei der große Mengen an Kochsalzlösung mit einem lokalen Schmerzmittel vermischt in die Problemzonen unter die Haut gespritzt werden. Die große Flüssigkeitsmenge lockert im Gewebe die Fettzellen, so dass diese sehr leicht und sanft mit modernen, dünnen Instrumenten abgesaugt werden können und bietet den zu schonenden Strukturen (Blutgefäße, Nerven, Lymphbahnen) einen Flüssigkeitsschutzmantel. Eine Vollnarkose ist durch die örtliche Betäubung nicht mehr notwendig, der Patient ist ansprechbar und kann nach dem Eingriff sofort nach Hause gehen.

Als ich vor ein paar Jahren Dr. Giorgio Fischer in Rom besuchte, zeigte er mir nicht nur seine unglaubliche Klinik, die er aus alten römischen Steinen in einen Hügel hineinbauen ließ, sondern auch seine neueste Erfindung, ein Operations-Bett mit dem der Patient während der Absaugung in jede Richtung gedreht oder aufgestellt werden kann, ohne herauszufallen. Da der Patient bei der „Nasstechnik" keine Vollnarkose mehr braucht, sich bewegen und aufsetzen kann, besteht auch die Möglichkeit, feine Restmodellierungen – mit oder ohne Giorgios Operations-Bett – im Stehen durchzuführen.

Falls Sie, liebe Leser, schon von der „Ultraschall-Fettabsaugung" gehört haben, möchte ich sie Ihnen nicht vorenthalten. Sie wurde in den 90er Jahren vorgestellt und sollte alle bis dahin vorliegenden Ergebnisse ver-

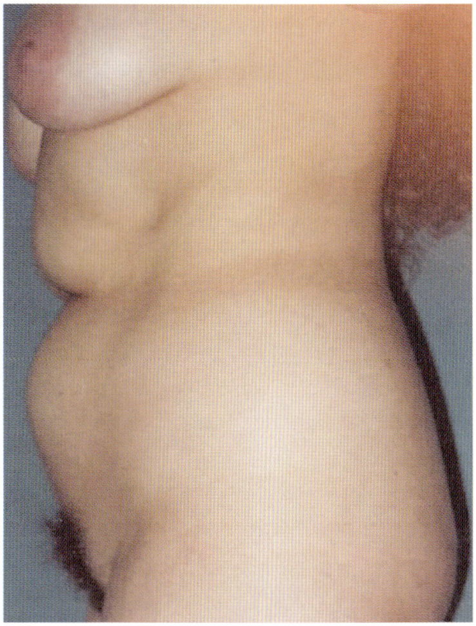

Vorher

bessern. Die Methode konnte sich aber nie richtig durchsetzten, weil die Technik eine stärkere

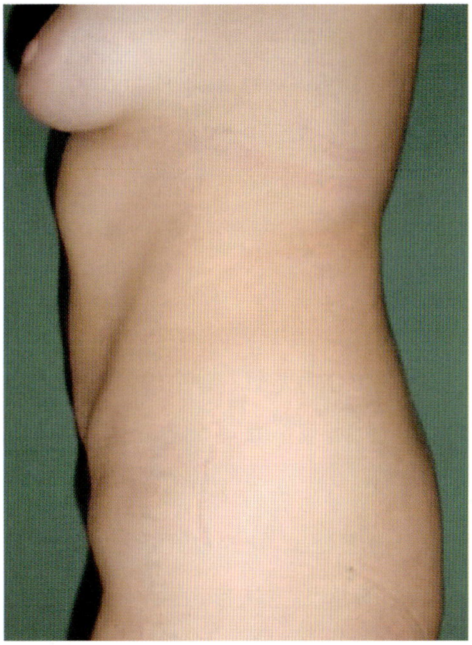

Nachher

Fotos: Praxis Dr. Alberto di Giuseppe, Italien

Am günstigsten ist es, sich bei Normalgewicht Fett absaugen zu lassen. Fettabsaugen ist kein Schlanksaugen!

Kanülendicke verlangt und es durch den Ultraschall zu Hitzeentwicklung und damit manchmal zu unerwünschten Nebeneffekten kam.

Oft fragen mich Patienten, ob man nach einer Fettabsaugung wieder an derselben Stelle zunehmen kann. Die Antwort liegt in der Eigenart der Fettzelle. Die Fettzellendepots werden bis zur Pubertät ausgebildet. Sind die Fettzellen einmal vorhanden, so werden sie durch eine Diät nur schrumpfen, aber nicht mehr verschwinden. Nach dem ersten Diätausrutscher mit Schokolade fühlen sie sich wieder glücklich, weil sie

TIPPS

Günstiger ist es, sich in den kühleren Jahreszeiten absaugen zu lassen, da feste Mieder oder Stützhosen für 2-6 Wo nach dem Eingriff getragen werden müssen.

dick und rund aufgefüttert wurden. Aber gewisse Stellen am Körper werden auch bei strengster Diät und starker Gewichtsabnahme nicht kleiner. Meist sind diese familiär bedingt, oft haben nahe Verwandte dieselben Problemzonen an Bauch, Oberschenkeln, Hüften oder im Nackenbereich. Lässt sich eine Patientin z.B. das Reiterhosenareal an den Oberschenkeln absaugen und nimmt später an Gewicht zu, so wird sie dort dicker, wo Fettzellen vorhanden sind, aber nicht dort, wo sie abgesaugt wurde.

PATIENTEN-BRIEFE

Hr. K. T. aus Großenzersdorf
In der letzter Zeit hat sich bei mir ein sehr ausgeprägtes Doppelkinn gebildet. Ich bin sonst recht schlank, nur im Kinnbereich werde ich immer dicker. Ohne Rollkragenpullover oder Halstuch gehe ich nicht mehr aus dem Haus. Was kann man dagegen tun?

DG
Lassen Sie Ihr „Doppelkinn“ von einem Spezialisten absaugen. Es ist oft erstaunlich, wie sehr sich die Haut nach einer Fettabsaugung am Kinn wieder glatt an die Kontur legt. Sollte nach dem Eingriff aber doch noch schlaffe Haut vorhanden sein, kann man eine operative Halsstraffung durchführen lassen.

Frage von L. G. aus Klagenfurt
Ich habe nicht nur dicke Oberschenkel, die ich mir absaugen lassen möchte, ich kann auch meine dicken Knie, meinen großen Bauch und meinen Hüftspeck nicht leiden. Wie viel Fett kann man bei einer Operation absaugen, geht alles gleichzeitig?

DG
Prinzipiell kann man beim Fettabsaugen mehrere Regionen kombinieren. Nur nimmt mit der Menge des abgesaugten Fettes auch das Risiko einer Überlastung des Kreislaufes und des Lymphsystems zu. Bei mehreren (4-10 l) Litern abgesaugten Fettes kann es leichter zu Kreislaufkollaps, Stauungen, Schwellungen und Infektionen im Gewebe kommen. Sie können auch den Vorteil des ambulanten Eingriffes nicht mehr ausnützen und sollten sich im Krankenhaus stationär über Nacht aufnehmen lassen. Grundsätzlich gilt als Faustregel für unkomplizierte Eingriffe: Nie mehr als 5% des Gesamtkörpergewichtes in einer Sitzung absaugen.

problemzonen: schlaffe oberarme und oberschenkel

GERÜCHTE

„Nach einer Oberschenkelstraffung klafft die Scheide auseinander und es zieht hinein". NA, NA. Dieses, jüngst in einer bekannten Frauen-Zeitschrift für große Aufregung sorgende Zitat, bleibt ohne Kommentar.

Entgegen manch landläufiger Meinung entschließen sich nicht etwa unter Minderwertigkeitskomplexen leidende oder narzistische Menschen für Schönheitsoperationen – sondern eben besonders selbstbewusste.

Männer sind in unserem heutigen Kapitel klar im Vorteil. Aber nicht, weil sie viel sportlicher sind oder ihre Haut mehr pflegen, sondern weil sie einen ganz anderen Hormonstatus, und damit auch einen ganz anderen Gewebsaufbau besitzen. Während oft schon bei jungen Frauen die knackige Rundung des Oberarmes und Oberschenkels nachlässt und die Haut etwas lasch zu hängen beginnt, kann man bei den meisten Männern, die sich schon längst im „Mid-Life-Crisis-Alter" befinden, noch immer ihre festen Muskeln unter der straffen Haut bewundern. Die Frauen hingegen klagen über wabbelige Haut an den Oberschenkeln

und Oberarmen, die im Volksmund auch uncharmant als Fledermausärmel bezeichnet wird.
Kennen Sie die Situation, wenn Sie jemanden im Sommer – es ist heiß, sie tragen keine verdeckenden Ärmel – verabschieden und nachwinken wollen, aber angesichts der Vorstellung von wild mitschlabbernden Oberarmen gerne darauf verzichten? Die meisten weiblichen Leser über 45 werden mit dem Kopf nicken. Aber bevor man sich einem Operateur unter das Messer legt, sucht man zuerst nach anderen Auswegen.
Allein für Cremes gegen schlaffe Haut an Oberarmen und Oberschenkel sollen die deutschen Bürger etwa 90 Millionen Euro ausgeben. Zugegeben, wer möchte nicht mit einem Döschen zwischen 4 und 175 € all seine Hängezonen erfolgreich wegcremen? Weitere Möglichkeiten, wie Kampfer/Menthol/Kältepackungen, Thalassotheapien, Body-Wrapping (Kompressionsbandagenwickel), Druck-Unterdruckgeräte, Reizstromtherapien, Schröpfen und Massagen, werden als passive kosmetische Eingriffe mehr oder weniger erfolgreich angeboten. Aktive Therapien, wie Turnübungen, Fitnessgeräte für Arme und Beine oder Tae bo (Training durch tänzerisches Kickboxen) sollte man auf alle Fälle versuchen und auch regelmäßig anwenden.

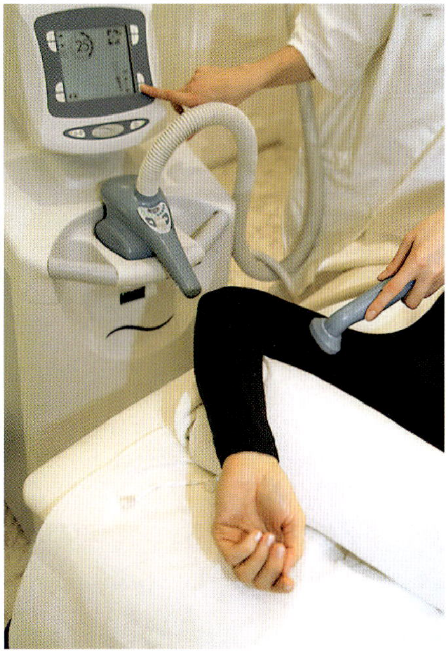

Foto/Korrak: Ordination Dr. Doris Grablowitz

Zur Straffung der Arme wird 2x wöchentlich für 3–4 Wochen eine Silk-light Therapie durchgeführt. Zusätzlich können auch Hormone eingeschleust werden.

TIPPS
Bei jüngeren Patienten kann ein noch besserer Straffungseffekt erzielt werden, wenn die operativen Hautstraffung mit einer Fettabsaugung kombiniert wird.

WARNUNG
Wenn Sie sich zu einer Operation entschließen, müssen Sie mit Narben rechnen, die bei bestimmten Bewegungen sichtbar sind. In manchen Fällen können längere und bis zu 5mm breite Narben entstehen, selten können sie sogar bis zu 1 Jahr gerötet bleiben und sich etwas derb anfühlen.

Im medizinischen Bereich setzt man Säurecremen, Hormontherapien, Silklightgeräte und hautstraffende Laser (s. andere Kapitel) erfolgreich als „nicht operative" Maßnahme ein. Erst wenn gar nichts mehr zufriedenstellend hilft, kann eine Operation ins Auge gefasst werden.

Die operative Oberarmstraffung (Brachioplastik) ist seit Mitte des letzten Jahrhunderts bekannt. Der Grund, warum sie nie so populär wurde, liegt an der manchmal langen Narbe an der Oberarminnenseite, die man bei gestreckten Armen oder von hinten sehen kann. Nur wenn die Hauterschlaffung nicht sehr stark ausgeprägt ist, reicht ein kleiner halbmondförmiger Schnitt in der Achselhöhle. Die Operation wird meist ambulant durchgeführt und dauert ca. 1,5 Stunden. Dabei wird die Oberarmhaut wie ein langärmeliger Handschuh in die Achsel hinaufgezogen und der Hautüberschuss entfernt. Da die gestraffte Haut-Unterhaut-Schicht, einer pausenlos tätigen Muskulatur und Anspannung unterliegt, kann die gerade oder zickzackförmig angelegte Narbe längere Zeit rötlich schimmern und sich derber anfühlen. Ein Kompressions-verband sollte daher unbedingt für 3 bis 4 Wochen nach dem Eingriff getragen werden.
Beim Straffen der schlaffen Oberschenkelinnenseiten wird der Haut- und Fettüberschuss so herausgeschnitten, dass die Narbe im Schritt und zwar von der Leiste bis zur Gesäßfalte verläuft. Trägt man Unterwäsche oder Bikini, soll sie fast gänzlich versteckt sein. Der manchmal gewählte Längsschnitt entlang der Oberschenkelinnenseite ist nicht immer günstig, da er nicht nur gesehen werden, sondern auch eine wellige

Silhouette verursachen kann. Die Operation wird fast immer in Vollnarkose durchgeführt, ein anschließender 1-2tägigen Krankenhausaufenthalt ist empfehlenswert. Um auch bei diesem Eingriff die Nähte so spannungsfrei wie möglich zu halten, ist das Tragen einer Miederhose für ein paar Wochen nach dem Eingriff Vorrausetzung für eine schöne Narbenbildung.

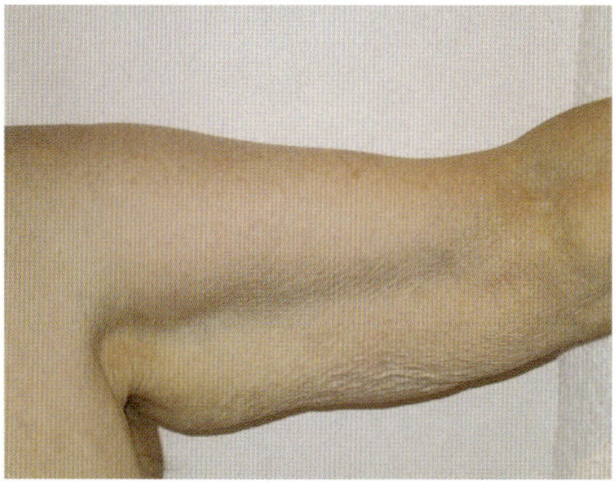

Vorher

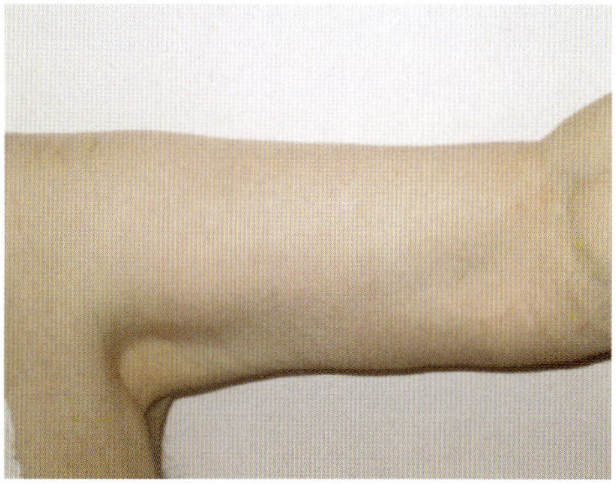

Nachher

Fotos: Ordination Prim. Dr. V. Grablowitz

Die „Fledermausarme" der Patientin wurden mittels einer operativen Hautstraffung entfernt.

Mein Rat:
Falls Sie Ihre schlaffen Hautareale mit starken Glycolsäurecremen behandeln, müssen Sie diese Therapie regelmäßig betreiben. Gewöhnen Sie Ihre Haut vorsichtig an das starke Präparat, bis sie ihre Cremen 2x täglich auftragen können, ohne Rötungen oder Brennen befürchten zu müssen. Befolgen Sie das konsequent, wird sich nach ca. einem halben Jahr der erste, schön sichtbare Erfolg einstellen.

PATIENTEN-BRIEFE

Fr. V. U. aus Bruck

Ich bin 55 Jahre alt und meine Oberharme zeigen den berüchtigten „Fledermaus-Effekt". Ich habe schon alles probiert, vom Cremen bis zu Wickel-Therapien, nichts hat geholfen. Meine Fragen: Bin ich nach einer Operation in der Bewegung lange eingeschränkt und ab wann darf ich wieder Tennis spielen?

DG

Wenn Sie auf eine wirklich schöne Narbenbildung Wert legen, müssen Sie einiges dafür tun. Als erstes sollten Sie nach der Operation für 3-4 Wochen einen festen Wickel oder Kompressionsverband um die Oberarme tragen und auf jeden Sport verzichten. Ab Entfernung der Nähte können Sie auf die Narbe zusätzlich ein Narbenpflaster kleben, das nach einigen Tagen wieder gewechselt werden soll. Bilden sich bei einer Anlage zur schlechten Wundheilung doch breitere, derbe Narben aus, so wird Ihr Arzt alle 3 Wochen eine spezielle Cortisonmischung in die Narbe spritzen, um sie flacher und weicher zu machen.

•••••••••••

Frage von N. V.

Ich kann Ihrem Artikel über schlaffe Oberarme nur beipflichten. Ich salze bei Abendgesellschaften mein Essen auch ungern nach, wenn ich ein ärmelloses Kleid trage, weil der Oberarm hässlich mitwackelt. Ich würde gerne Hormontherapien zur Festigung des Gewebes machen, aber mein Arzt hat mir wegen eines Brustknotens vor 2 Jahren jedes Hormon verboten. Operieren möchte ich noch nicht. Was kann ich machen?

DG
Zuerst besorgen Sie sich kleine Fitnessgeräte, wie Hanteln oder elastische Schnüre, mit denen Sie täglich Kräftigungsübungen für den Oberarm durchführen. Außer straffenden Cremen empfehle ich Ihnen noch 3-4x jährlich 6-8 Sitzungen mit dem Silklight Gerät (andere Firma: Epidemologie), bei dem das schlaffe Gewebe von allen Seiten „durchwalkt“ und so die Mikrozirkulation stark angeregt wird. Mit der ganz neuen APM (Aqua Pressure Methode) Therapie werden Wasser und Vitamine mit starkem Druck fast schmerzlos in die Haut „eingeschossen“. Dadurch wird das wasserarme Gewebe aufgefüllt, die schlaffe Haut gestrafft und die obersten Hautfältchen zusätzlich glattgeschliffen.

• • • • • • • • • •

brustvergrößerung

GERÜCHTE

„Da Silikonimplantate Röntgenstrahlen nicht durchlassen, kann man entstehenden Brustkrebs nicht sehen". FALSCH. Brustvorsorgeuntersuchungen sind sehr wichtig und gute Röntgenärzte können mit spezieller Technik jeden Teil der Brust begutachten.

Brustvergrößerungen sind heute ästhetische Standardeingriffe und können bereits mit Dämmerschlaf ambulant ohne Spitalsaufenthalt durchgeführt werden.

Als ich mir gestern in einer Illustrierten das seitliche Bild von Pamela Anderson mit ihren wieder einmal neuen Brüsten anschaute, habe ich mich gefragt, wie sie mit den Proportionen 1:3 (Bauchumfang gegen Brustumfang) ohne Spiegel sehen kann, welche Schuhe sie gerade trägt. Bewundernswert ist auch der Gedanke an ihr Fitnesstraining. Liebe männliche Leser, hängen sie sich einmal 2 große Kokosnüsse oder Wassermelonen um den Hals und gehen Sie dann ihre übliche Runde laufen! Eine beachtliche Leistung!

Vor Jahren kam mein Sohn aus dem sonst recht konservativen Kindergarten nach Hause und hat mir im Plauderton über die Tagesthemen erzählt, nämlich einen neuen gebastelten Buchstaben und Pamelas Riesenbrüste. Und nicht nur bei den 5-Jährigen hat es Pamela, dank ihrer häufigen Größenwechsel, geschafft, ein bekanntes Sexsymbol unserer Zeit zu werden. Das war aber nicht immer so. Bis Mitte der 30er Jahre waren weder große noch kleine Brüste ein öffentliches Gesprächsthema. Erst 1935 bezeichneten die plastischen

Chirurgen eine abnorm kleine Brust als krankhafte „Hypomastie“ (zuwenig Brustgewebe) und gaben übertriebenen Diäten und hormonellen Störungen die Schuld daran. Als chirurgische Behandlungsmöglichkeiten schlugen sie den Einbau von Glaskugeln, eigenem Fettgewebe und Einspritzen von Paraffin vor. Sie begründeten das damit, dass die abnorm kleine Brust zu Depressionen, zur gesellschaftlichen Ausgrenzung und zu unzumutbaren körperlichen Komplexen führen könnte. Gegen Ende des 2. Weltkrieges verschwanden auf den japanischen Docks auf mysteriöse Art und Weise viele Kisten mit industriellem Silikon. Das Silikon wurde japanischen Prostituierten in die Brüste gespritzt, um sie für die amerikanischen Soldaten attraktiver zu machen. Diese Methode der schnellen Brustvergrößerung wurde so beliebt, dass Tausende von Tänzerinnen und Showgirls in Las Vegas dem Beispiel folgten und sich flüssiges Silikon einspritzen ließen. Bei manchen wanderte nach einiger Zeit das Silikon aus den Brüsten in andere Körperteile, verursachte Verunstaltungen und Erkrankungen.

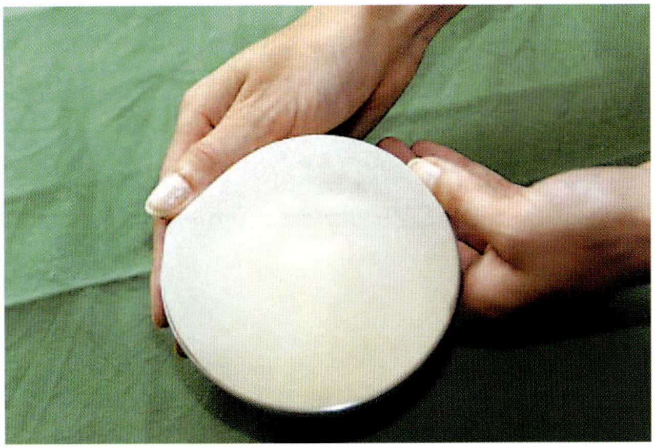

Foto/Korrak: Ordination Prim. Dr. V. Grablowitz

Ein Silikonimplantat der neuen Generation.

Trotz Verboten und Warnungen der größten amerikanischen Gesundheitsbehörde FDA vor flüssigem Silicon hielt die Faszination über Brustvergrößerungen weiter an. Die industrielle Forschung überschlug sich mit neuen Erfindungen von Implantaten, die nicht gesundheitsschädigend sein und ideale Formen haben sollten. Erst 1963 wurde das erste, fast perfekte Silikon-Gel-Implantat von 2 Chirurgen aus Texas entwickelt. Es bestand aus einem Silikon-Gummibeutel, der mit flüssigem Silikon gefüllt, auf einer Seite flach und auf der anderen nach außen gewölbt war.

Bis zur heutigen Zeit haben sich sowohl Form als auch Inhalt und Oberfläche wesentlich verbessert. Trotzdem wurden auf Grund des anfänglichen Silikonschocks auch andere Brustimplantate hergestellt, von denen die mit Kochsalzlösung (NaCl-Flüssigkeit kommt auch natürlich in unserem Körper vor) gefüllten am gebräuchlichsten sind. Falls es zu Verletzungen kommt und die Flüssigkeit ins Brustgewebe fließt, muß im schlimmsten Fall der Beutel ausgetauscht werden. Die Kochsalzlösung wird ohne Probleme vom Körper ausgeschieden. Der Nachteil liegt in der Konsistenz, da sich die NaCl Implantate etwas

Foto: Ordination Prim. Dr. V. Grablowitz

Die schönen Implantate sollen nicht wie Ballonkugeln aus dem Körper hervorstehen, sondern sehr natürliche Rundungen zeigen (re: Neue Brust vor Nahtentfernung).

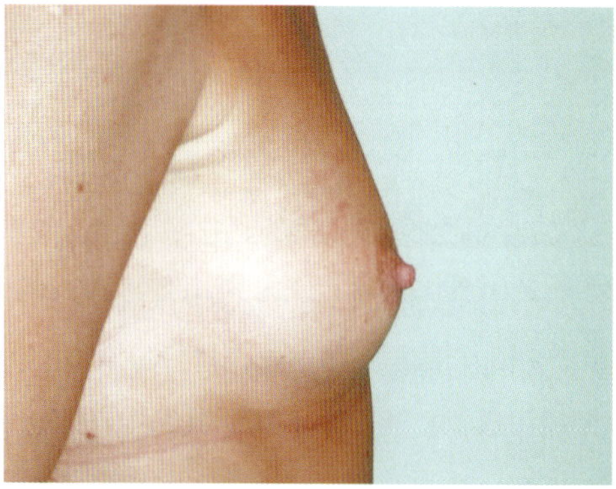

VORHER

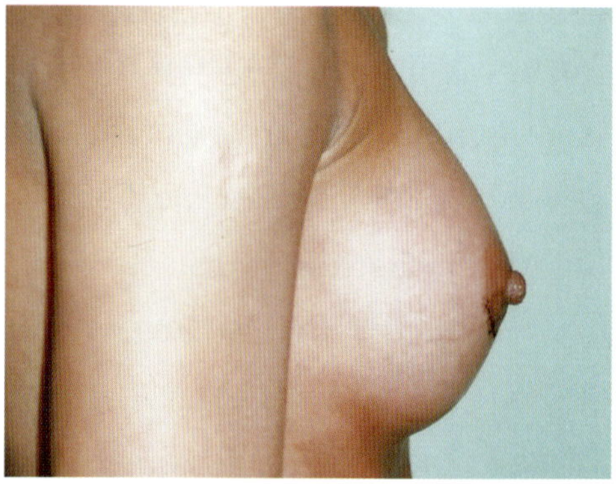

NACHHER

härter als die weichere Konkurrenz aus Silikon anfühlen. Aber auch die heutigen Silikonimplantate können bei Unfällen nicht mehr „auslaufen". Und wenn noch in den 90er Jahren extrem runde Brustkugeln eine Silikon-Trägerin verrieten, besitzen die neuen Implantate bereits eine komplett natürliche Tropfenform. Die Kunst des guten Operateurs ist es, das Implantat in das Brustgewebe perfekt einzulegen und nur einen kleinen Schnitt am Rand des Warzenhofes zu machen. Ist fast überhaupt kein eigenes Brustgewebe vorhanden, muss er das Implantat zwecks besserer Stütze unter den Brustmuskel legen und den Einschnitt (eventuell) in die Achselhöhle. Unter normalen Umständen kann die Operation ambulant im Dämmerschlaf durchgeführt werden und die Patientin kann anschließend sofort nach Hause gehen.

WARNUNG

Im Osten werben Kliniken mit Billigstpreisen für Brustvergrößerungen, die oft niedriger sind als ordentliche Implantate kosten. Abgesehen davon, dass Sie nicht wissen, welche Implantate sich in Ihren Brüsten befinden, stehen Sie bei nachoperativen Beschwerden meist alleine da.

PATIENTENBRIEF

Fr. F. K. aus Steyr

Ich bin 21 Jahre alt und ganz verzweifelt, weil ich überhaupt keinen Busen habe. Ich trage nur weite Pullover damit man nicht sieht wie flach ich vorne bin. Meine Fragen: Gibt es Gefahren bei einer Brustvergrößerung, bin ich noch zu jung, kann ich später ein Kind stillen ?

DG

Mit 21 haben Sie Ihre Wachstumsphase üblicherweise abgeschlossen und können Brustimplantate eingesetzt bekommen. Diese werden so hinter die Brustdrüse gesetzt, dass das Stillen eines Kindes normalerweise nicht behindert ist. Eine Gefahr besteht dann, wenn Sie sich an einen unerfahrenen Arzt wenden.

brusthebung brustverkleinerung

GERÜCHTE

„Die Brustvergrößerung und Brustverkleinerung/straffung sind ähnliche Operationen". FALSCH. Die Vergrößerung mit Implantaten wird in ca. 1 Stunde ambulant durchgeführt, die Patientin geht sofort nach Hause. Die Verkleinerung/ Hebung dauert mehrere Stunden, benötigt Vollnarkose und mehrere Tage Krankenhausaufenthalt.

Derzeit gibt es über 20 Operationsmethoden für eine Bruststraffung. Erkundigen Sie sich bei Ihrem Chirurgen, welche der Techniken für Sie am besten geeignet ist.

Der Name „Amazone" ist fast jedem ein Begriff, aber wussten Sie auch, dass „amazos" aus dem Griechischen kommt und „brustlos" heißt? Diese kriegerischen Frauen galten als Töchter des Kriegsgottes Ares und wurden von ihresgleichen zu Kriegerinnen und Reiterinnen ausgebildet. Männer duldeten sie nur zur Zeugung ihrer Nachkommenschaft und, um beim Bogenschießen nicht behindert zu sein, sollen sie sich die rechte Brust abgeschnitten oder ausgebrannt haben.

Klingt schrecklich, aber der Grundgedanke dahinter beschäftigt mehr Frauen, als man denkt. Nicht der, dass Männer nur für Nachkommenschaftszwecke gebraucht werden – das ist nach Jodie Foster und Liz Hurley heute schon purer Alltag –, aber dass Frauen durch große Brüste bei der Kleiderauswahl, beim Sport und bei vielen verschiedenen

Bewegungsabläufen stark eingeschränkt sind. Außerdem hinterlassen große Brüste schmerzhafte Abdrücke unter den BH-Trägern, Veränderungen im Nacken- und Rückenbereich, veranlassen oft ungewollt zu aufdringlichen Reaktionen des männlichen Geschlechtes und können sich schneller zu schlaffen unansehnlichen Beuteln senken.

Nie vergesse ich die Patientin, die mir nach der Geburt von 4 Kindern ihre langen, dünnen Brüste zeigte und diese wie eine Roulade mit zwei Fingern ein- und ausrollte, um sie aus dem Büstenhalter herauszunehmen und wieder hineinzulegen.

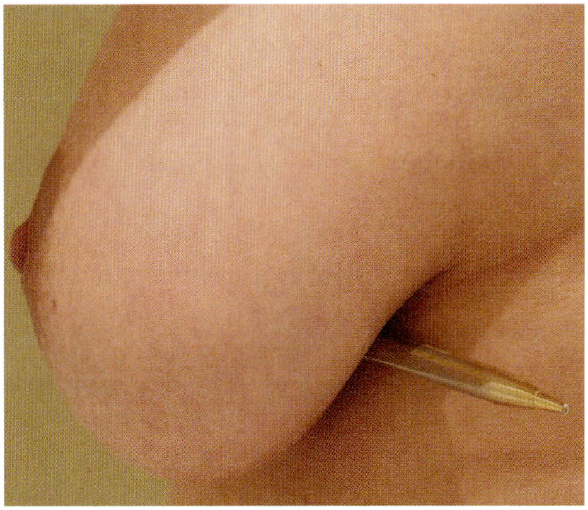

Foto: Ordination Dr. Doris Grablowitz

Die Frage, „habe ich (k)einen Hängebusen?", kann mit einem einfachen Test abgeklärt werden. Stecken Sie einen Stift unter Ihren Busen, und schauen Sie, ob der Stift zu Boden fällt. Dieser hier fällt zwar nicht, trotzdem kann die Patientin auf ihren großen und schönen Busen stolz sein.

Auch in der Geschichte waren hängende Brüste immer negativ besetzt. Sie standen für alte, unfruchtbare Frauen, Hexen oder Kupplerinnen. Während ein kleiner Busen Zeichen für Wohlstand war, sprachen große Brüste für den niedrigen Status einer Bäuerin oder Amme. Heute würde zwar niemand Pamela Anderson als Amme bezeichnen, aber Tatsache bleibt: Brusthebungen und Brustverkleinerungen sind heute Eingriffe, die trotz Vollnarkose und langer Operationsdauer von 2 bis 3 Stunden, immer mehr gefragt sind.

In der Regel hat die Frau ihre schönsten Brüste mit 25 Jahren. Eine Hängebrust entsteht, wenn sie mehrere Kinder gestillt hat, oder nach starken Gewichts – oder Hormonschwankungen und zu Beginn der Wechseljahre. Für alle Neugierigen, die wissen möchten, ob sie laut medizinischer Definition eine Hängebrust haben: Stellen Sie sich vor den Spiegel und schauen Sie, ob die Brustwarze im Stehen unter der Hautumschlagsfalte unterhalb der Brust zu finden ist.

Na und, wenn schon. Man bleibt – zum Glück – nicht bei 25 stehen.

Bei der Brusthebung (Bruststraffung) wird vor allem überschüssige Haut entfernt, bei der Brustverkleinerung auch Drüsen- und Fettgewebe. Um die Brustwarze nach oben zu verlagern, wird in den meisten Fällen die Haut um Brustwarze und Warzenhof ausgeschnitten und mit dem angrenzenden Strang aus Milchgängen, Blutgefäßen und Nerven nach oben verlagert. Es gibt über 20! verschiedene Operationsmethoden zur Bruststraffung/verkleinerung, aber trotz modernster Techniken kennt man leider noch keine Operationsmethode, bei der keine Narben zurückbleiben.

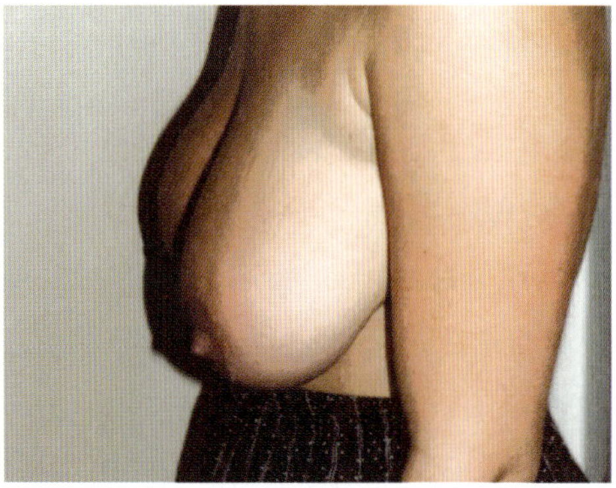

VORHER

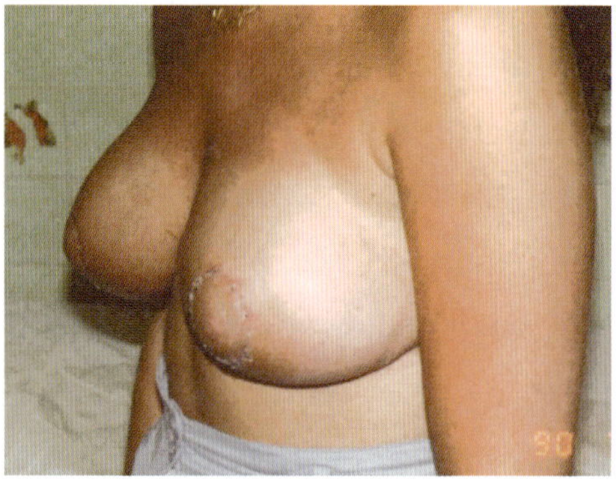

NACHHER

Obwohl ich immer wieder in Zeitschriften von „einer ganz neuen Technik" lese, bei der „fast

TIPPS

Planen sie Ihre Brustoperation nach der letzten Schwangerschaft. Außer es handelt sich um jugendliche Riesenbrüste. In diesem Fall bevorzugt der Arzt Operationstechniken, die die Stillfähigkeit und Empfindlichkeit der Brustwarzen nicht beeinträchtigen.

Fotos: Ordination Dr. Anthony Erian, London, England

Die anfangs rötlichen Narben blassen in den nächsten Monaten zu feinen weißlich-hautfarbenen Strichen ab.

keine Schnitte mehr notwendig sind", muss man doch meistens mit einer zarten Narbe um den Warzenhof und einer senkrecht nach unten verlaufenden rechnen. Der an den senkrechten Schnitt anschließende Horizontalschnitt, auf den die „neuen Techniken" so stolz verzichten, ist ohnedies derjenige, der am wenigsten auffällt, weil er fast unsichtbar in der Hautumschlagsfalte unter der Brust liegt.

Komplikationen, wie schielende Brustwarzen, oder andere stark asymmetrische Ergebnisse, findet man bei erfahrenen Chirurgen sehr selten. Leichte Wundheilungsstörungen können auftreten, geben sich jedoch meist spontan. Die Nebenwirkungen liegen eher im Bereich der Vollnarkose, da es sich doch um einen umfangreichen Eingriff handelt.

WARNUNG

Lassen Sie sich nur operieren, wenn Sie ein Körpergewicht erreicht haben, mit dem Sie angenehm leben können und wollen. Starke Gewichtszunahme oder -abnahme nach Brusthebungen/straffungen kann ein schönes OP-Ergebnis nach kurzer Zeit wieder traurig aussehen lassen.

Mein Rat:
Um ein gutes Operationsergebnis zu garantieren, tragen Sie nach der Operation den empfohlenen Stütz-BH konsequent für 6-8 Wochen. Kaufen Sie sich am besten zwei Stück, damit der eine getragen und der andere in der Zwischenzeit gewaschen werden kann.

PATIENTEN-BRIEFE

Fr. R. G. aus Bregenz

Nach der Geburt meines 3. Kindes sind meine Brüste sehr groß und hängen. Ich habe schon Probleme mit dem Rücken und der Nackenmuskulatur. Gibt es eine Möglichkeit die Brüste zu heben und zu verkleinern und würde die Kasse etwas bezahlen?

DG

Große Brüste heben und verkleinern ist heute kein Problem mehr. Ihr gewählter Arzt wird Ihre Brüste zuerst beurteilen, und dann mit Ihnen die für Sie beste Operationsvariante besprechen. Was die Bezahlungsmodalitäten betrifft, zahlt die Kasse erst mit, wenn wegen der zu großen Brüste entweder schlimmste psychische Probleme oder schwerste Erkrankungen vorliegen.

Fr. L. M. aus Eisenstadt

Ich bin erst 19 Jahre alt, habe 102 kg bei einer Größe von 1,62m und habe riesengroße Brüste, die mich im täglichen Leben total behindern. Weil die Brüste so schwer sind, kann ich auch keinen Sport betreiben, was ich aber wegen meines Gewichtes tun sollte. Kann ich mich in meinem Alter schon operieren lassen?

DG

19 Jahre ist noch sehr jung, aber das ist nicht der Grund warum ich ihnen vorerst von der Operation abrate. Es ist das Gewicht. Ich empfehle Ihnen, unbedingt zuerst abzunehmen und auf Ihr gewünschtes und auch gesundes Gewicht zu kommen. Die Brüste werden danach ganz anders aussehen. Vielleicht ist eine Operation dann gar nicht mehr nötig. Da sich bei jungen Menschen die Haut sehr schnell wieder straff zusammenziehen kann, ist es möglich, dass Sie auch keine Straffungsoperation benötigen.

•••••••••••

Fr. G. A. aus Wien 21

Ich habe einen viel jüngeren Mann kennen gelernt, aber wegen meines schlaffen Busens würde ich mich nie vor ihm ausziehen. Kann ich mir mit 55 noch Implantate einsetzen lassen?

DG

Selbstverständlich. Lassen Sie aber einen Fachmann überprüfen, ob durch ein Implantat allein ein für Sie zufriedenstellendes Resultat erreicht wird, oder ob Sie zusätzlich eine Brusthebung benötigen. Sonst haben Sie zwar den gewünschten vergrößerten Effekt, aber die Brustwarze sitzt am unteren Rand.

bauchstraffung

GERÜCHTE

"Nach einer Bauchdeckenplastik kann man nicht mehr schwanger werden".

FALSCH. Man sollte nicht mehr schwanger werden. Durch Hormonumstellung, Gewichtszunahme und Austragen des Kindes kann das ganze Bauchareal wieder erschlaffen.

Eine Bauchstraffung oder Bauchdeckenplastik wird im Krankenhaus nur in Vollnarkose durchgeführt, der Eingriff dauert 1-3 Stunden, der Spitalsaufenthalt 1-4 Tage.

Bei einer Befragung des männlichen Geschlechts, ob bei einer Frau eine weiche Bauchrundung oder eine Waschbrettebene schöner ist, entschieden sich 95% (!!!!!) der Männer für den weiblichen Rundbauch. Dieses Resultat ist zwar kein Freibrief für die nächste üppige Malakoff-Torte, aber der eindeutige Beweis, dass wir oft viel zu kritisch mit unseren Rundungen umgehen und den Bauch viel zu wenig schätzen. Denn laut nächster Befragung sind mehr als 97% der Österreicher über 38 Jahre mit ihrem Bauch unzufrieden. Dabei sollten wir ihn nach altchinesisch-indischer Weisheit lieben und täglich streicheln.

In China wird der Bauch als größte Energietankstelle angesehen. Da dort viele Energiepunkte (Tsubos) sitzen, die über Energiebahnen (Meridiane) mit den inneren Organen vernetzt sind, stimulieren die Chinesen durch Streicheln des Bauches ihren Energiefluss.

Die Inder nennen die empfindliche Stelle oberhalb des Bauchnabels „Nabel-Chakra“ und glauben, dass alle Gefühle und die zwischenmenschlichen Beziehungen vom Bauch aus gesteuert werden. Inderinnen reiben ihren Bauch mit Lavendelöl ein, um ihrem Nabel – Chakra Gutes zu tun. Also, liebe 97 % unzufriedenen österreichischen Bauchträger, der Bauch sollte beachtet und nicht versteckt werden. Wer ab sofort auf Apfelstrudel, Kaiserschmarrn, große Bier- und Weinmengen verzichtet und mehr sportliche Bauchübungen tätigt, wird bald einen glatten Vorzeigebauch streicheln können. Doch manchmal bleiben trotz eisernem Willen und strengster Diät hartnäckige Rundpolster zurück. Will man diese gänzlich loswerden, kann man eine Fettabsaugung beim Arzt durchführen lassen. Sind die Fettwülste an Ober- und Unterbauch sehr stark ausgebildet, die Bauchhaut, Muskulatur und das Bindegewebe so erschlafft, dass der Bauch als „Fettschürze" bis zu den Oberschenkeln hängt, kann diese nur noch operativ entfernt werden.

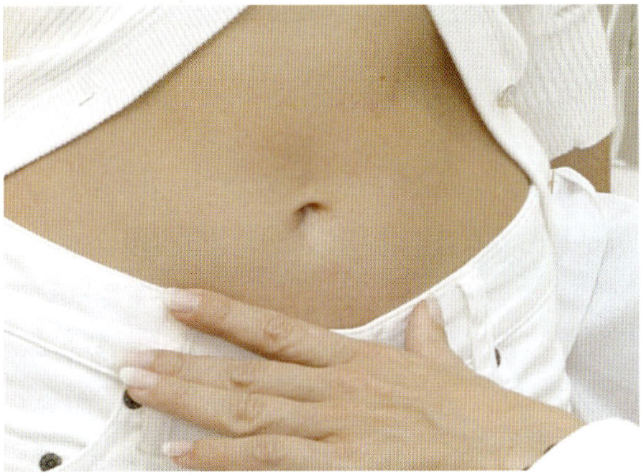

Foto/Korrak: Ordination Dr. Doris Grablowitz

Die Patientin hat die von 95% der Männer idealisierte weiche Bauchform.

Entschließt man sich zu einem operativen Eingriff, sollte der Patient bis dahin ein Gewicht erreicht haben, das er leicht und angenehm halten kann. Nur dann ist ein länger andauernder Erfolg garantiert.

Bei der Operation wird das überschüssige Hautfettareal bis zur Muskelschicht ausgeschnitten, die schlaffen Bauchmuskeln werden

TIPPS

Für die ersten paar Tage nach der Operation: Im Bett oft die „Wadenpumpe" betätigen, indem man „Fahrradfahren im Bett" simuliert. Thrombosestrümpfe tragen. Oberkörper weder stark strecken noch stark beugen. Geschlechtsverkehr ist erst nach 2-3 Wochen erlaubt.

WARNUNG

Ein „straffer Kugelbauch" ist nur selten durch einen ästhetisch-operativen Eingriff zu beheben. Meist stecken Ursachen wie starke Blähungen, viel Fett an den Därmen oder anderes dahinter. Lassen Sie sich vom Internisten untersuchen!

Fotos: Ordination Prim. Dr. V. Grablowitz

Die Patientin hat sich für die längliche Form ihres neuen Nabels entschieden. Die Narbe kann unter der Bikinihose gut versteckt werden. Die vorher bestehende schlaffe Hautschürze hing über die Schambehaarung (am Bild nicht zu sehen).

unter Spannung wieder zusammengenäht, und die Haut bis zum Rippenbogen abgelöst und neu gestrafft. Sind in der Unterbauchgegend alte Narben von Blinddarm- oder gynäkologische Operationen vorhanden, können diese mit der überschüssigen Haut entfernt werden. Am Ende der Operation wird der neue Nabel mit der besprochenen Form (rund, trapezförmig oder länglich) dort angelegt, wo die Mittellinie die Linie zwischen den beiden höchsten Punkten der Beckenkämme kreuzt. Durch den langen Hautschnitt zieht sich die Narbe von einer Bauchseite zur anderen, beim Tragen einer Bikini- oder Badehose ist sie aber nicht mehr zu sehen. Nicht oft genug kann ich sagen, dass bei einem operativen Eingriff die Vorbehandlung und die Nachbetreuung

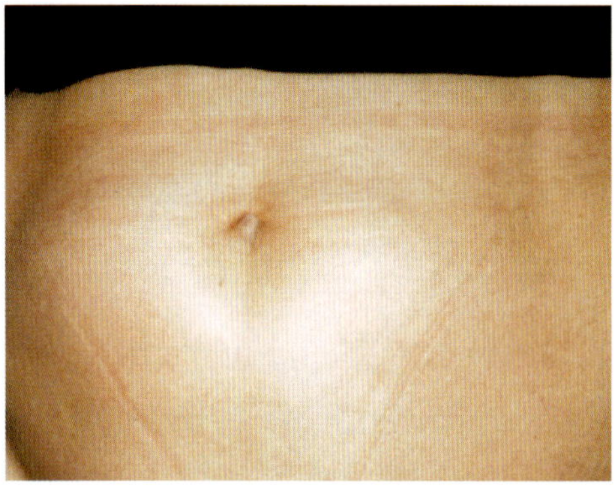

VORHER

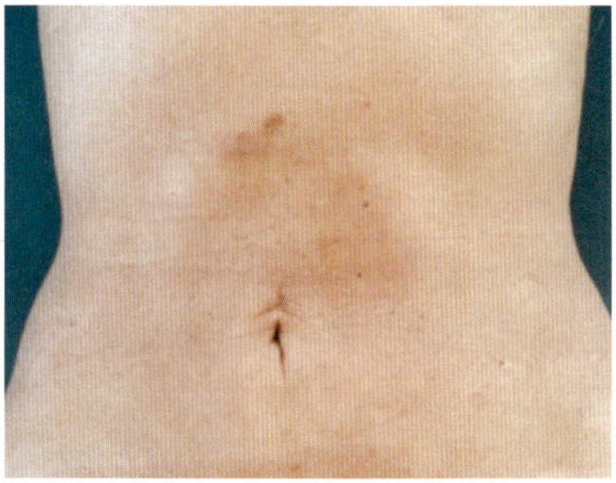

NACHHER

genauso viel zum Erfolg beitragen, wie die Operation selbst. Im Fall der Bauchstraffung sollte man 4-6 Wochen ein enges Mieder tragen, 5-8 Wochen auf Sport und größere Anstrengungen verzichten und bis zu 3 Monaten ein Narbenpflaster auf die verbleibende Narbe kleben.

Mein Rat:
Wenn Sie keinen allzugroßen Hängebauch besitzen, lassen Sie zuerst eine Fettabsaugung durchführen. Es ist oft erstaunlich, wie sehr sich ein abgesaugter Bauch wieder zurückziehen kann. Ist das Resultat unbefriedigend, und doch noch zu viel schlaffe Haut vorhanden, können Sie sich noch immer einem operativen Eingriff unterziehen.

PATIENTEN-BRIEF

Hr. R. H. aus Mautern
Ich bin 42 Jahre alt und habe innerhalb eines Jahres 40 kg abgenommen. Jetzt bin ich mit meinem Gewicht zufrieden, allerdings mein Bauch hat sehr gelitten. Die Haut hängt ca 30 cm herunter und es ist mir auch mit intensivem Training nicht gelungen, diese „Haut-Schürze" zu verlieren. Was gibt es für Möglichkeiten?

DG
Wenn Sie wirklich etwas gegen Ihre hängende Hautschürze unternehmen wollen, wird sich ein operativer Eingriff nicht vermeiden lassen. Nach der Operation soll der Arzt Ihnen ein Hautpflegeprogramm zusammenstellen, um die Geschmeidigkeit und Straffheit der Bauchhaut zu unterstützen. Ebenso empfehle ich Ihnen nach ein paar Wochen vorsichtig mit einem regelmäßigen Sportprogramm zu beginnen, mit dem Sie Ihr neues Gewicht leichter halten können.

endoskopische schönheits operationen

GERÜCHTE

„Eine endoskopische Operation ist viel gefährlicher als offenes Operieren."

FALSCH. Dies hängt nur von der Ausbildung, Erfahrung, und Geschicklichkeit des Chirurgen ab.

Die Vorteile unseres hochtechnologischen Zeitalters werden auch in der Schönheitschirurgie ausgenützt. Ziel ist es, die Aggressivität der chirurgischen Eingriffe zu verringern, die Narben klein zu halten und die nachoperative Lebensqualität zu verbessern.

Die Vorstellung, einen operativen Eingriffe ohne große Schnitte und hässliche Narben durchzuführen, hat wohl schon jeden von uns, insbesondere Arzt und Patienten, fasziniert. Einer der ersten Mediziner, der diese Idee in die Tat umsetzte, war der schwedische Internist Dr. Christian Jacobaeus, der 1913 über einen winzigen Schnitt von außen innere Verklebungen im Lungenraum löste. Zu dieser Zeit kannte man jedoch noch keine Videotechnik und Jacobaeus musste ohne Sicht und Überblick arbeiten.

Heute geht es uns besser. Dank der moderner Hochtechnologie ist es bei bestimmten Operationen möglich, auf große Schnitte zu verzichten und sich über einen winzigen „Knopflochschnitt“ mit High-Tech Instrumenten einen Überblick im Brustraum, Bauchraum, oder in Gelenkshöhlen zu verschaffen. Genannt wird diese Methode „Endoskopisches Operationsverfahren“ oder „Schlüsselloch-Chirurgie“ und ausgeführt wird sie mit einem Sehrohr samt Lichtquelle, winzigen Zangen, Skalpellen und Scheren. Die Instrumente werden durch 5 bis 15mm große Öffnungen durch ein Rohr in das Innere des Körpers vorgeschoben, von außen (vom Operateur) gelenkt und auf einem Video-Bildschirm überwacht. Und das ist gar nicht so einfach.

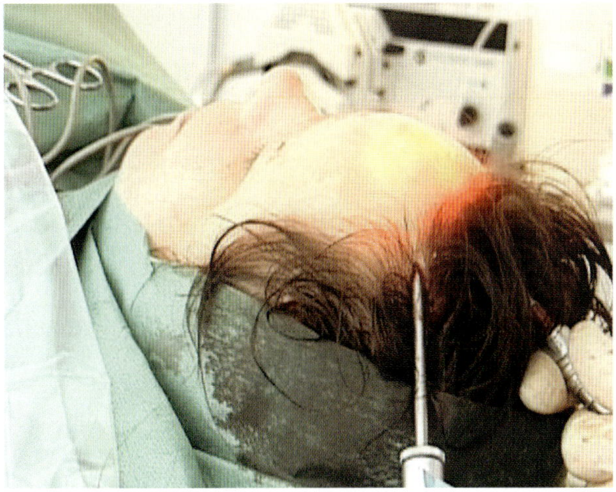

Foto: Ordination Dr. Jan Saether, Dänemark

Das endoskopische Stirnlifting wird auch bei jüngeren Patienten angewendet, die Probleme mit tiefer stehenden Augenbrauen, oder hängenden Oberlidern haben.

In dem ersten Übungskurs für endoskopisches Operieren, dem ich beiwohnte, standen die Ärzte vor einem Glaskasten, ähnlich einem Brutkasten von Neugeborenen und mussten über einen außerhalb liegenden Griff ein einsames Streichholz innerhalb des Kastens in eine winzige Streichholzschachtel legen. Der Griff war über ein langes Rohr mit einer kleinen, sich im Glaskasten befindlichen Klammer verbunden, die vom Griff her gelenkt und bewegt werden konnte. Jeder, der zum ersten Mal versuchte das Streichholz zu fassen, hatte ein ähnliches Gefühl wie ein Rechtshänder der mit der linken Hand einen Brief schrei-

TIPPS

Bevor Sie sich für ein endoskopisches Stirnlift entscheiden, versuchen Sie es zuerst mit einer kleinen Botulinum Toxin-Injektion. Auch die kann die Stirne glätten und die Augenbrauen etwas anheben.

WARNUNG

Das endoskopische Operieren funktioniert nicht immer. Manchmal muss während des Eingriffes auf die „offene Operationsmethode" (großer Schnitt, daher gute Sicht und Überblick) umgestiegen werden, z.B. bei Blutungskomplikationen, oder bei unvorhergesehenen anatomischen Verhältnissen.

ben muß. Aber hat der Chirurg einmal gelernt, diese Technik perfekt zu beherrschen, bringt es dem Operierten große Vorteile: Der Eingriff dauert weniger lang, die Gefahr von Embolien oder Thrombosen ist geringer und der Patient erholt sich ohne große äußere Operationswunde viel schneller und darf die Klinik früher verlassen. Da die kleinen Einschnitte nur 1-2 cm betragen, ist eigentlich jeder endoskopische Eingriff, im Sinne der winzigen Narben, auch eine kleine Schönheitsoperation.

Die häufigste endoskopisch-ästhetische Operation ist das endoskopische Stirnlifting mit dem man eine faltige Stirne glätten und abgesackte Augenbrauen heben kann. Während man bei der klassischen Methode einen Schnitt hinter dem Haaransatz von der linken bis zur rechten Stirnseite zieht, braucht man bei der endoskopischen Variante nur 3 kleine Einschnitte zu setzen, um ein Endoskop unter die Stirnhaut einzuführen. Bei lokaler Betäubung mit Dämmerschlaf werden mit Hilfe einer Lichtquelle, Videokamera und speziellen Instrumenten, bei guter Sicht und unter Schonung von Nerven und Gefäßen, die Stirn- und Kopfhaut von der Unterlage abgehoben und in eine neue, günstigere Position gebracht.

Ein weiterer endoskopische Schönheitseingriff ist die Brustvergrößerung mit Kochsalzimplantaten: Über einen kleinen Schnitt im Bauchnabelbereich werden die endoskopischen Instrumente und der leere „Implantatsack" bis unter die Brust vorgeschoben. Dort wird eine kleine Höhle geformt, das leere Implantat eingebettet und anschließend mit Kochsalz aufgefüllt. Leider funktioniert diese Methode nur mit

Kochsalzimplantaten, die zwar für meinen Geschmack die schönste Form besitzen, sich aber nicht immer so natürlich wie andere Implantate anfühlen. Der Eingriff ist sehr aufwendig, die Nabelwunde dafür winzig und kaum sichtbar.

Auch das neue „Gastric banding", (Gewichtsabnahme durch Verkleinern des Magens mit einem Magenband, siehe Seite 134) wird mit der endoskopischen Operationsmethode durchgeführt.

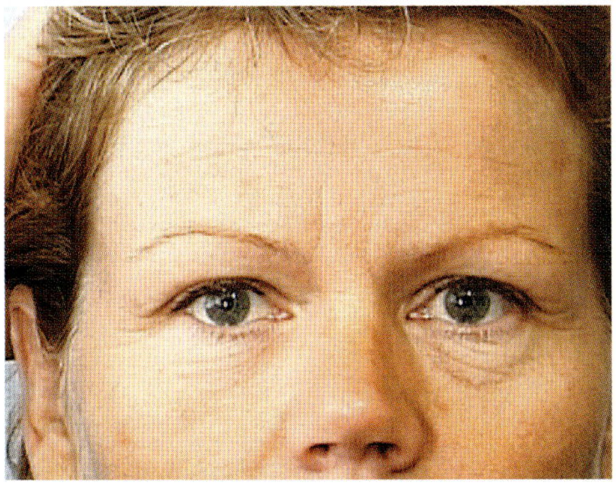

VORHER

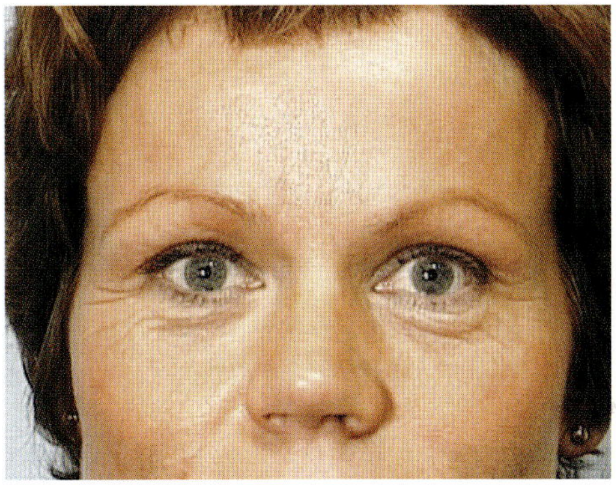

NACHHER

Fotos: Ordination Dr. Jan Saether, Dänemark

Durch das endoskopisches Stirnlifting wirkt die Stirne glatter, die Augenpartie durch die gehobenen Brauen fröhlicher.

Mein Rat:
Lassen Sie sich bei stark und tief hängenden Augenbrauen nicht zu einem Lifting der Braue überreden. In vielen Fällen kann man die Narben oberhalb der Braue zu deutlich sehen. Ein endoskopisches Stirnlift ist zwar kostenaufwendiger, aber bringt meist schönere Resultate.

Fr. R. G. aus Wien,9

Ich habe hängende Oberlider, mit denen ich immer müde aussehe. Ich wollte sie von einem Chirurgen operieren lassen aber der hat mir erklärt, dass er an den Oberlidern nichts machen möchte, sondern die Stirn mit einem endoskopischen Stirnlifting heben will. Ich bin verunsichert, was soll ich jetzt tun?

DG

Sind Ihre Oberlider nicht sehr stark hängend und die Augenbrauen sehr tief stehend ist ein Stirnlifting oft günstiger als eine Oberlidoperation, weil durch das Anheben der Stirnhaut sowohl die Brauen, als auch hängende Lider gehoben werden. „Endoskopisch" bedeutet, dass die Operation mir speziellen Instrumenten und einer Lichtquelle durchgeführt wird, die durch 3-5 kleine Schnitte im behaarten Kopfbereich geschoben werden. Versuchen Sie selbst vor dem Spiegel, welcher Effekt Ihnen besser gefällt: Heben Sie zuerst mit 2 Fingern zart die hängende Oberlidhaut an und danach mit 3 Fingern jeder Hand die Stirnhaut und ziehen Sie diese nach oben.

Hr. U. A. aus Neunkirchen
Ich bin 40 Jahre alt und habe auf der Stirn starke „Dackel-Falten", die ich gerne loswerden möchte. Ist ein endoskopisches Stirnlifting dafür geeignet und wie wird dabei die überschüssige Haut entfernt?

DG
Auch dem endoskopischen Stirnlift sind Grenzen gesetzt. Ist der Überschuss der Haut so groß, dass der nach einigen Wochen eintretende Schrumpfungseffekt für eine neue, glatte Stirne nicht mehr ausreichen würde, muss wohl ein längerer Hautschnitt durchgeführt werden. Möchten Sie sich keiner größeren Operation unterziehen und ist der kleinere endoskopische Eingriff nicht genug erfolgversprechend, können Sie sich vom Arzt Injektionen mit Botulinum Toxin geben lassen, die auch die Falten auf der Stirne glätten. Diese können zwar nie einen operativen Eingriff ersetzen und müssen jedes halbe Jahr verabreicht werden, bringen aber auch ein schönes und vor allem oft ausreichend befriedigendes Ergebnis.

tabus der schönheit

GERÜCHTE

„Sexuell betonte große Partnerschaftsprobleme können durch Schönheitsoperationen im Intimbereich gelöst werden."

FALSCH. Der Eingriff kann nur das eigene Selbstbewusstsein fördern, aber nicht die Liebe des anderen erkaufen.

Es gibt verschiedenen Themen im Schönheitsbereich, die viele Menschen interessieren, über die „man aber nicht spricht" und die in der Öffentlichkeit eher als „Tabu" gewertet werden. In meinem Buch nicht.

Vor Jahren wurde ich ins „Metropol" als Expertin zu einer Fernsehsendung mit dem Thema „Piercing", dem Einstechen von Schmuck in die Haut, eingeladen. Laut TV Moderator sollte ich etwas über die medizinische Betreuung beim Ohrenstechen erzählen. Kurz vor Beginn der Sendung lernte ich meine Bühnenpartnerin kennen: Madame Madeleine, mit durchsichtiger Bluse und einem Riesenbusen, der auf schwarzem Schaumgummi gestützt war, damit die durch die Brustwarzen gezogenen Riesenringe in barocker Türklopfergröße nicht auf die Erde schlugen. Da dies einer meiner ersten TV Auftritte war und ich wusste, dass meine Mutter und ihre Teedamen interessiert die Sendung verfolgten, versuchte ich zuerst im Gewühl zu entkommen. „Sinnlos" sagte der Moderator. „Ihr Name steht schon fix in den Unterblendern".

Obwohl Madame Madelein begeistert vom Piercing an den verschiedensten Körperstellen berichtete und vielleicht auch manchen überzeugte, steche ich bei meinen Patienten weiterhin nur die Ohren.

Wer aber an Piercings interessiert ist, sollte vor dem Eingriff überlegen, ob der Schmuck an der gewünschten Stelle – ob auf der Zunge, im Bauchnabel, oder Intimbereich –, während des Alltagsablaufes nicht behindernd wirkt, oder durch Druck und Scheuern offene Wunden schafft, die Eintrittspforten für Keime und Infektionen darstellen können. Aus demselben Grund sollte auch nur Schmuck aus edlen Metallen gewählt werden, da es bei billigem Material und bei der Häufigkeit von Nickelallergien zu fortwährendem Jucken, Rötungen und Ekzemen (Ausschlägen) im Piercing-Bereich kommen kann. Wird der Schmuck nicht von einem Arzt sondern z.B. einem „Piercer" mit einer Pistole eingeschossen oder eingestochen, so geschieht dies meist ohne örtliche Betäubung oder mit oberflächlicher Anästhesiesalbe. Beim Arzt hingegen können sich empfindliche Patienten ein Anästhesiemittel spritzen lassen. So wie über Intimschmuckfragen meist nur hinter vor-

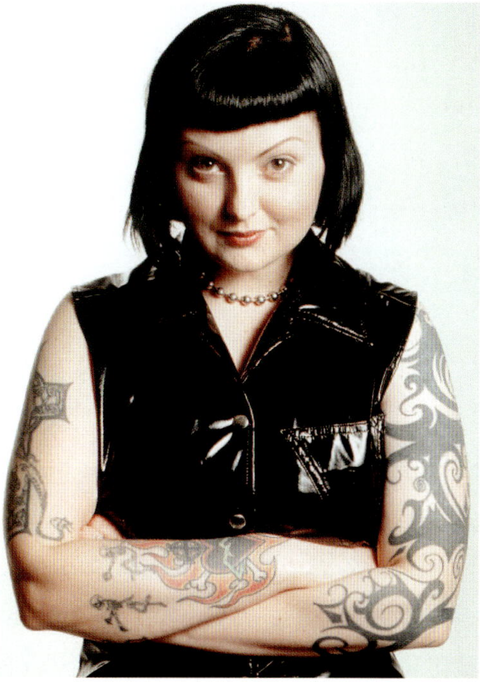

Foto Mario Mayer-Pix Agentur

Tatoos als interessanter Hautschmuck. Ich wünsche dem Mädchen, dass ihr jugendlicher (Über) Mut nie gesetzteren Interessen weicht, und sie ihre Tatoos einmal wieder los sein möchte.

TIPPS

Sind Sie von Ihrem Piercing nicht mehr überzeugt, oder stört Sie der Schmuck doch beim Tragen, so entfernen Sie ihn innerhalb der ersten Wochen. In dieser Zeit kann sich das in die Haut gestanzte Loch wieder komplett schließen.

Fotos: Ordination Prim. Dr. V. Grablowitz

Der Penis wurde mit Eigenfettspritzen deutlich vergrößert.

gehaltenen Hand gesprochen wird, ist es auch mit den Thema „Penisvergrößerungen" der Fall. Einer der Vertreter von „Kollagen" hat mir erzählt, dass der Absatz des Produktes um die Hälfte angestiegen ist, als die Japaner begannen, Kollagen in das männlichen Glied, zwecks Vergrößerung, einzuspritzen. In Amerika und in Europa werden die Penisvergrößerungen vor allem mit Eigenfett, die Verlängerungen hingegen operativ mit dem Messer durchgeführt. Das Fett wird meist vom Bauch entnommen und mit speziellen Nadeln in Zylindern von weniger als 1mm unter die Penishaut gespritzt. Der Umfang

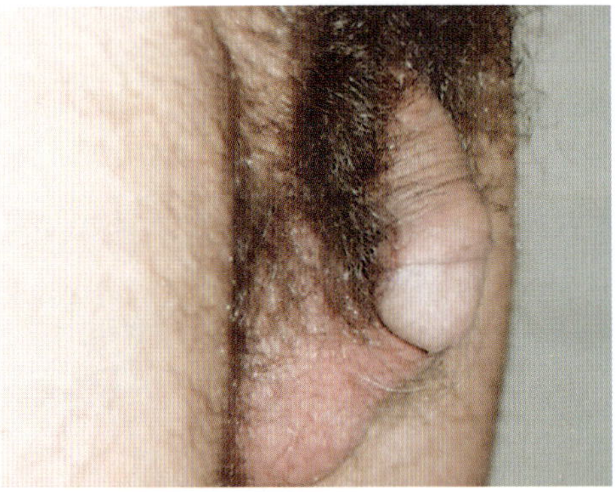

Vorher

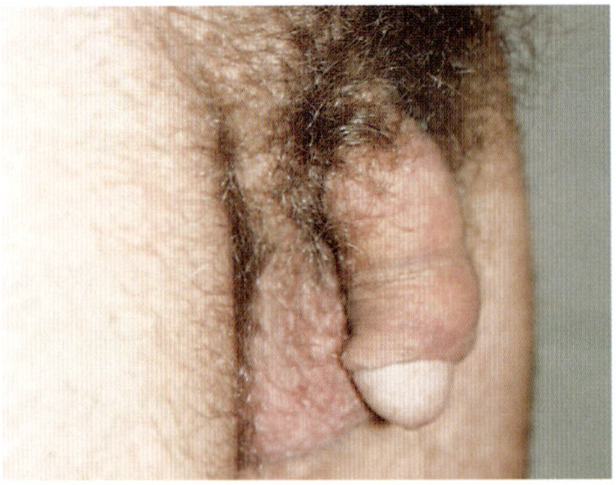

Nachher

des Gliedes kann so um 2-4 cm verbreitert werden, zusätzlich nimmt es durch das neue Gewicht 1-2 cm an Länge zu.

Bei der operativen Penisverlängerung löst der Chirurg das Band zwischen Schambein und Schwellkörper, sodass der im inneren Bauchraum befindliche Teil des Penis vorgeschoben und nach außen verlegt werden kann.

Dadurch verlängert sich das Glied um 3-4 cm, verliert aber auch an

Stabilität. Die Eigenfettvergrößerung wird in Lokalanästhesie, die operative Verlän-gerung meist in Vollnarkose durchgeführt.
Nicht nur Peniskomplexe bei Männern, auch zu große Schamlippen, eingesunkene Venushügel oder schlaffe Scheidenmuskel bei Frauen, können von Selbstwertgefühlveränderungen bis zu sexuellen Komplexen führen. Zur Kürzung und Verkleinerung der Schamlippen werden meist Laser eingesetzt, die flachen Venushügel werden mit Eigenfett aufgefüllt und geformt und die schlaffen Scheidenmuskel operativ gestrafft.
Gerade bei solchen Themen werden sich manche fragen: Wo liegt denn die Grenze zwischen einem nachvollziehbaren Problem und übertriebener Beauty-Hysterie? Dies bei seinem Patienten zu erkennen ist eine der wichtigsten Aufgaben des behandelnden Arztes. So will ich das Kapitel mit dem Satz meines Kollegen David Matlock aus Los Angeles beenden: „Es ist für mich eine Freude zu sehen, wenn eine zu tiefst unglückliche Frau, deren Schamlippen so groß wie Schmetterlingsflügel waren, sich nach dem Eingriff erstmals glücklich in die Sauna wagt."

WARNUNG

Die Schönheitschirurgin J. N. aus LA hat die „Kliteroplastie" eingeführt, eine Operation, bei der zwecks „Verschönerung" und Lustgewinn die schützende Hauthülle der Klitoris wegoperiert wird. Der Eingriff erinnert an die Beschneidungspraktiken in Afrika, ist unerprobt und von den Facharztvereinigungen nicht anerkannt.

Mein Rat:

Wenn Sie in einer Ihnen fremden Ordination wegen eines intimen Problems anrufen, stellen Sie Ihre Frage klar und deutlich, ohne sich zu genieren. Die Rezeptzionistin ist dankbar für eine klare Auskunft. Peinlich wird es erst dann, wenn Sie durch vorerst Verschleiern Ihrer Wünsche mehrere Fantasiekrankheiten angeben, und mit der Zeit wirklich alle Aufmerksamkeit auf sich lenken.

PATIENTEN-BRIEFE

FR. V. F. aus Wien 4
Ich habe mir vor einem halben Jahr einen Ring im Nabel piercen lassen. Nach ein paar Tagen hat die Wunde zu nässen und zu jucken begonnen. Ich bin zu meinem Piercer gegangen, der mir eine Heilcreme mitgegeben hat. Bis jetzt ist es aber nicht besser geworden, der Ausschlag ist sehr rot und größer geworden, und hat zusätzlich an vielen Stellen kleine Krusten.

DG
Suchen Sie bitte einen Hautarzt auf, der Ihnen den Ring herausnimmt, und das Ekzem mit medizinischen Cremen behandelt. Falls Sie Ihren Ring weiter tragen möchten, suchen Sie sich einen neuen aus Gold oder Platin aus. Nach dem Einsetzen sollten Sie den Wundbereich 2x tgl. für 3 Wochen mit desinfizierenden Lösungen säubern.

•••••••••••

Frage von L. R. aus Kapfenberg
Ich habe zu Beginn meiner großen Liebe den Namen meines Freundes auf meinen Bauch tätowieren lassen. Jetzt ist die Liebe aus, wir haben uns sehr hässlich getrennt. Zu all dem habe ich noch ein gebranntes Mal als schlechte Erinnerung auf meinem Körper, das mich täglich ärgert. Was soll ich tun, gibt es Möglichkeiten meine Tattoos ohne Narben zu entfernen?

DG

Es gibt zwei Möglichkeiten. Entweder lassen Sie sich Ihre Tätowierung herausschneiden, was oft in 1-2 Sitzungen gemacht wird, aber zarte Schnittnarben am Bauch hinterlässt. Oder Sie suchen einen Laserspezialisten auf. Wenn Ihre Tätowierung viele bunte Farben besitzt, braucht man oft mehrere Arten von Laser, um alles exakt zu entfernen. Im manchen Fällen können aber auch bei Laserentfernung bestimmte Restfarben oder zart weißliche Narbenherde zurückbleiben.

•••••••••••

Frage von F. M. aus Wien 12

Ich habe ein sehr kleines Glied und habe von den Eigenfett-Unterspitzungen gehört. Mich interessiert, wie lange die Vergrößerung mit diesen Spritzen anhält und ob ich damit einen Geschlechtsverkehr haben kann.

DG

Um bei Penisvergrößerungen mit Eigenfett eine Dauer von mindestens 1-2 Jahren zu erzielen, sollte man Eigenfett 4-6 Wochen nach der ersten Sitzung noch ein zweites Mal einspritzen. Außerdem ist es sehr wichtig, dass Sie nach der Operation bis zu 6 Wochen auf jeden Geschlechtsverkehr verzichten.

tante jolesch's erben

GERÜCHTE

„Nur Frauen lieben schöne Bekleidung, um den Körper zu schmücken, halten sich stundenlang in Boutiquen auf und beschäftigen sich mit Farben, schicken Accessoires, gefälligen Schnitten und modischen Trends."
FALSCH. Die meisten Modehäuser wurden und werden von Männern, wie Armani, Ferre, Yves Saint Laurent und Valentino geführt.

Obwohl Falten bei Männern noch immer als Zeichen von „Charakter" gelten und bei Frauen als Zeichen von „Alter", nehmen die Schönheitsbehandlungen von Männern in steigendem Maße zu.

„Alles was a Mann schöner is als a Aff, is a Luxus!" Wer kennt nicht Tante Jolesch's berühmten Ausspruch! Aber die gute Tante würde Augen machen, wenn sie sehen könnte, wie sich Zeiten und Männer geändert haben. Nehmen wir die Engländer als Beispiel. Nach einer wissenschaftlichen Studie der Nottingham-Trent-Universität harzen immer mehr britische Männer ihre Brust-, Bein-, und Rückenhaare mit Wachs, um mit nackter Haut besser zu gefallen. Der durchschnittliche Brite verbringt 55 Minuten im Badezimmer, schneidet Nasen- und Ohrenhaare kürzer, zupft seine Brauen, manikürt seine Nägel und reibt sich mit Cremen und Selbstbräuner ein. Der Fußballstar David Beckham, bekannt als modischer Trendsetter, löste sogar eine Nagellackwelle bei Männern in brauner und pinker Farbe aus. Aber glauben Sie nicht, dass der männliche Trend zur jugendlichen Schönheit ein typisches Merkmal unserer heutigen Zeit ist! Eines der ersten überlieferten Schönheitsrezepte stammt von einem Mann aus dem 5. Jahrhundert v. Christus, von einem griechischen Schriftsteller namens Herodot. Er stellte für die ägyptische Gottkönigin Atsositou ein Rezept für eine Gesichtsmaske aus geschälten Aprikosenkernen, Datteln und Kokosmilch zusammen. Herodot und seine männlichen griechischen Landsleute ließen sich zu dieser Zeit bereits maniküren, pediküren und die Locken vom Barbier drehen. Sie machten Körperübungen, um mit der Entwicklung des Körpers auch den Geist zu fördern und weil sie die äußere Pflege als ein Zeichen der Überlegenheit gegenüber Tieren ansahen.

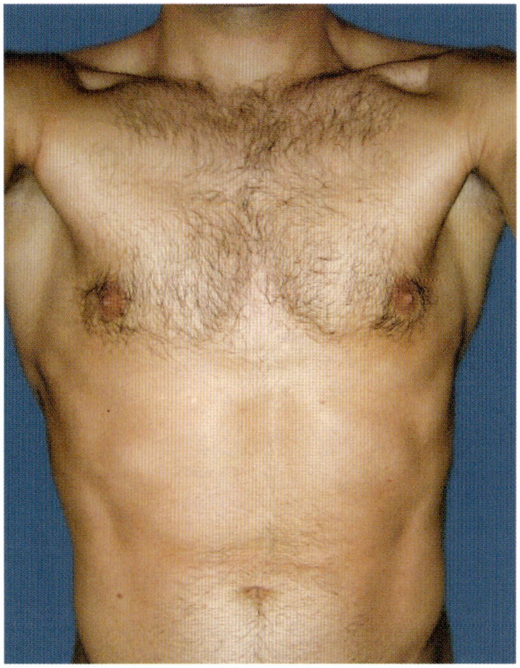

Foto: Ordination Dr. Doris Grablowitz
Sicks packs und attraktive Muskeln bekommt man leider selten durch natürliche Veranlagung geschenkt. Training im Fitness-Studio, regelmäßiges Schwimmen und viel sportliche Betätigung stecken dahinter.

Machen wir einen Sprung nach Österreich in die 70er Jahre, in denen nicht nur die Fitnesswelle und das männliche Streben nach 6-packs zu boomen begann, sondern auch die Kosmetika für Männer in den Regalen der Drogerien und Parfümerien auftauchten. Die Männer entdeckten die Cremes (wieder!). Sozialgeschichtlich war dies zu erwarten.

TIPPS

Ludwig XIV galt dank seines Parfums „Aqua Angeli" als bestduftender König Europas. Falls Sie so riechen möchten wie er, müssen Sie folgende Zutaten zusammenmischen: Aloe, Muskat, Nelken, orientalischer Balsam, Benzoe, Rosenwasser, Jasmin- und Orangenblütenwasser.

Fotos: Ordination Dr. Doris Grablowitz

Der Patient empfand seinen Gesichtsausdruck etwas zu hart und finster. Mit durchblutungsfördernden, glättenden Cremes und Injektionen wirkt er noch attraktiver.

WARNUNG

Badezimmerspiegel und Schminktischchen sind nicht mehr den Frauen alleine vorbehalten. Gleiches Recht für alle, auch längere Badezimmerzeiten für den Mann! Bei mehreren Männern in einem Haushalt kann eine strikte Zeiteinteilung in der Früh Morgenstreit verhindern.

Frauen dürfen seit ca. 1900 die Matura machen, Hosenanzüge tragen und durch die bessere Ausbildung ihr eigenes Geld verdienen. Damit betreuen sie nicht nur Haushalt und Kinder, sondern führen durch

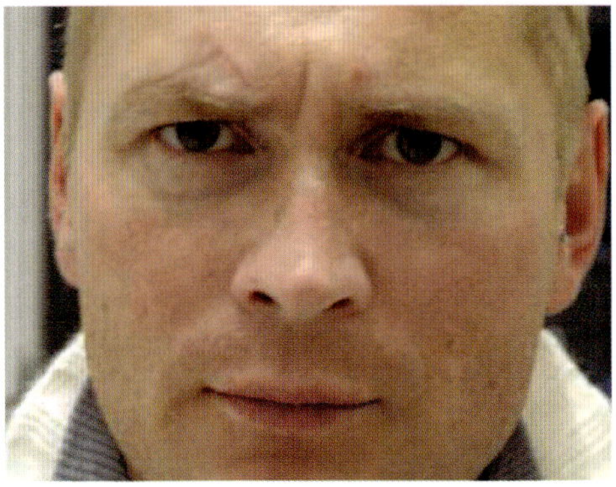

VORHER

ihren unabhängigen Status auch ein eigenes Leben. Die alten Qualitäten, die Männer früher auszeichneten, wie Einkommen und

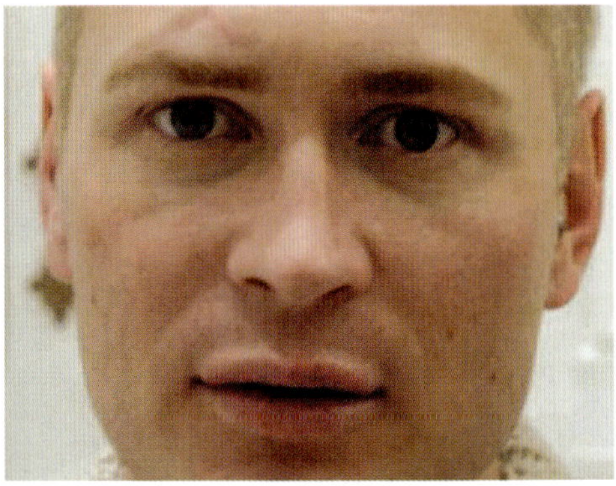

NACHHER

Prestige, sind den Frauen heute zu wenig. Sie brauchen sich nicht mehr an unattraktive Partner zu binden um finanziell beschützt zu sein und ziehen in der Partnerwahl selbstverständlich die attraktiveren, gepflegteren vor. Kein Wunder also, dass laut dem Wiener Otto Penz, Professor für Soziologie an der Universität in Calgary, die „Feminisierung" des Mannes einsetzte. Der Mann ist gezwungen andere Qualitäten in eine Beziehung einzubringen, Ästhetik und Schönheit gewinnen ebenso beim männlichen Geschlecht an Wichtigkeit.

Auch die, im 19. Jahrhundert bevorzugte, wohlbeleibte Figur wird vom athletischen Körper abgelöst. Heute hätte der sympathische Heinz Rühmann oder Fred Astaire in einer Liebhaberrolle keine Chance mehr gegen den knackigen Oberkörper von Brad Pitt, die athletische Figur von Georg Cloony, oder das jugendliche Zahnpastalachen vom kleinen, aber gutgebauten Tom Cruise.

PATIENTEN-BRIEF

Hr. R. U. aus Eisenstadt
Obwohl ich regelmäßig trainiere, hat sich in letzter Zeit Fett um meinen Bauch angesetzt. Ich kann machen was ich will, es verschwindet nicht. Ich bin erst 38 Jahre und diese „Schwimmreifen" stören mich sehr. Kann ich sie absaugen lassen ohne eine Narkose zu bekommen? Außerdem wüßte ich gerne, ob und wie lange ich ein Mieder tragen muss.

DG
Die hartnäckigen „Schwimmreifen" beim Mann werden am schnellsten mit einer Fettabsaugung mit der Tumeszentechnik (Nasstechnik: Schmerzmittel und viel Flüssigkeit werden in das Fettgewebe eingebracht) entfernt. Es gibt kaum einen Grund, warum heute mit unseren modernen medizinischen Geräten noch eine Vollnarkose verwendet werden sollte. Die schweren Nebenwirkungen einer Vollnarkose stehen nicht in Relation zu den geringen Vorteilen. Nach dem Eingriff stehen Sie sofort auf und können nach Hause gehen. Ein straffes Mieder sollten Sie 3-6 Wochen tragen, je nach Alter und Beschaffenheit der Haut.

beauty-strategien für männer

GERÜCHTE

„Eincremen ist unmännlich."

FALSCH. Kosmetische Cremes hatten in Ägypten, lange v. Christi Geburt, bereits einen so wichtigen Stellenwert, dass sie von Priestern in den Tempeln zusammengemixt wurden.

Sonnencremes können vor Hautkrebs schützen.

Noch vor wenigen Jahren waren Schönheitsoperationen ausschließlich eine Frauen-Domäne. Heute ist in Österreich bereits jeder 5. Operationswillige ein Mann.

Haben Sie gewusst, dass bereits die angeblich unzivilisierten, barbarischen, germanischen Kimber-Stämme zur Schönheitspflege eine Art Reise-Necessaire mit sich trugen? Einen Kulturbeutel am Gürtel, mit Hölzern für Zahnpflege, einer Schere für die Kopfhaare, einem Messer für die glatte Rasur und einer Pinzette für die Nasenhaare.

Was die Kimbern schon längst wussten, bestätigten jüngst wieder amerikanische Attraktivitätsforscher: Gepflegt wirkende, gutaussehende Männer kommen nicht nur viel besser beim weiblichen Geschlecht an, sondern finden auch leichter einen Job und verdienen ca. ein Viertel mehr als ihre naturbelassenen Kollegen.

Viele Männer sind es auch leid, dass im Gegensatz zu Ihnen die beruflich engagierten Frauen trotz stressigem Berufsalltag abends aufgepeppt und frischestrahlend neben ihnen im Restaurant sitzen. So suchen laut

Statistik der „American Society of Plastic Surgery“ in den USA jährlich bereits weit mehr als 200.000, in Deutschland rund 30.000 Männer, ihren Schönheitsarzt wegen operativer Eingriffe auf. Die Tendenz ist steigend, gar keine Frage. Habe ich meine männlichen Patienten früher aus Diskretionsgründen noch in ein eigenes Zimmer gesetzt, so diskutieren sie heute im Wartezimmer mit ihren weiblichen Leidensgenossinnen fröhlich und interessiert über sämtliche Vor- und Nachteile einer Behandlung.

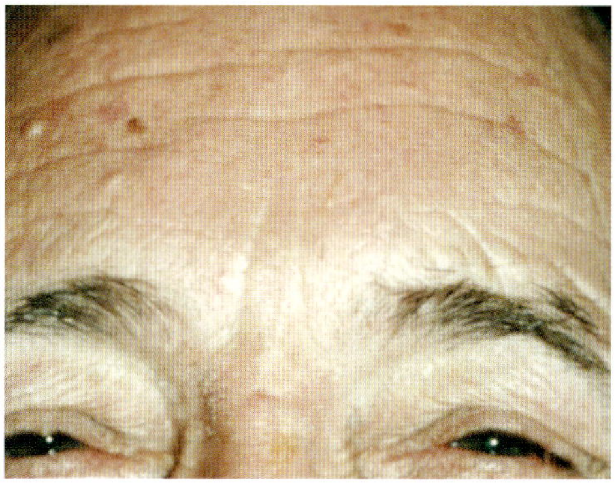

VORHER

Das erste Problem, dass die männlichen Jugendlichen in eine ästhetisch ausgerichtete Ordination führt, ist die Akne, in späteren Jahren sind es die Aknenarben. Im Alter zwischen 25 und 30 sind Ohren- und Nasenkorrekturen am häufigsten, in den mittleren Lebensjahren treten eher Figurprobleme in den Vordergrund.

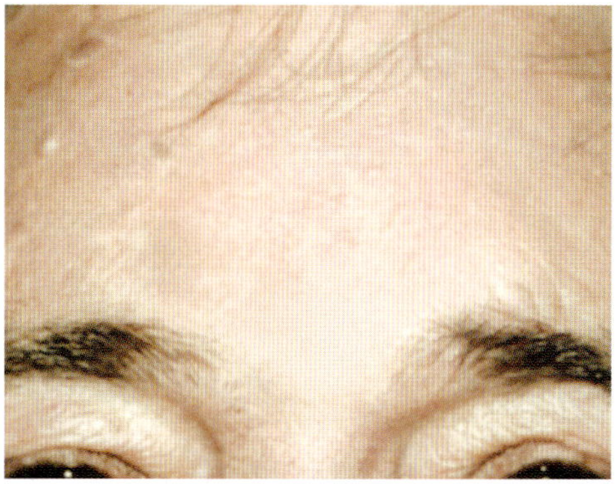

NACHHER

Durch langes Sitzen und wenig Zeit für Bewegung lassen sich immer mehr Männer vor allem das Fett am Bauch und den, allen Diäten trotzenden „Schwimmreifen“ um die Hüften absaugen. Statt sich monate-

TIPPS

Ist Ihnen als Mann das Warten oder die Behandlung zwischen vielen anderen Damen zu unangenehm, sagen Sie das ungeniert am Empfang. In vielen Institutionen gibt es „Männertage“ oder eigene Zimmer, wo Sie sich zurückziehen können.

Fotos: Ordination Dr. Doris Grablowitz

Die tiefe Zornesfalte und die queren Stirnfalten wurden zuerst mit Botulinum Toxin behandelt, die Restfalten nach 2 Wochen in einer zweiten Sitzung mit Füllmaterial geglättet.

lang im Fitness-Studio abzuquälen, können sich die ganz faulen Figur-Freaks durch Einlegen von künstlichen Implantaten sogar die Oberarm-/Brust-/Oberschenkel-/Unterschenkelmuskulatur, sowie den Männer-Po in 1-2 Stunden knackig runderneuern lassen. Mit fortgeschrittenem Alter stehen straffende medizinische Cremes und Operationen der erschlafften Tränensäcke und Hängebacken, das Unterspritzen der strengen Zornesfalte (mit Botulinum Toxin), sowie das Auffüllen der schmal gewordenen Lippen und tiefen Nasen-Mundfalten im Vordergrund. Das Einsetzen von Kopfhaaren wird schon ab dem 25. Lebensjahr, je nach Bedarf, vorgenommen, immer öfter auch die Entfernung der Körperhaare mit dem Laser, damit die trainierten Muskeln unter der glatten, unbehaarten Haut besser zur Geltung kommen.

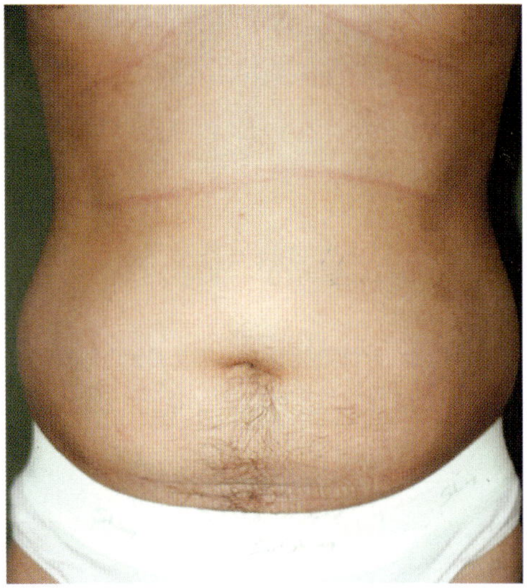

VORHER

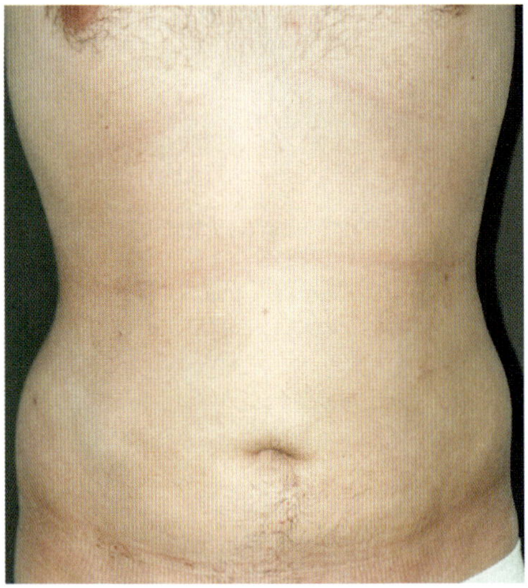

NACHHER

Fotos: Ordination Prim. Dr. V. Grablowitz

Der Patient wollte seinen Schwimmreifen unauffällig verkleinert haben. Keiner der Freunde hatte etwas bemerkt, aber „seine Hosen passten ihm wieder".

WARNUNG

Sehr oft wollen Männer aus Zeitmangel alles rasch und auf einmal. Lassen Sie sich Zeit! Suchen Sie sich mit Bedacht Ihren Spezialisten mit viel Erfahrung aus und lassen Sie sich gründlichst beraten, bevor Sie zur Tat schreiten. Sie haben nur einen Körper.

Mein Rat:
Eher eine Bitte an alle Männer, die noch wenig Verständnis für Schönheitseingriffe aufbringen. Vor allem, wenn es sich um die Partnerin oder um die Ehefrau handelt. Werden Sie konzillianter! Ihre Frau, die den Gang zum Schönheitsarzt sonst vielleicht verheimlichen würde, wird es Ihnen danken.

PATIENTEN-BRIEF

Hr. W. K. aus Bregenz
Ich leide seit meiner Kindheit unter meinen dünnen Storchenbeinen, die ich vor anderen immer versteckt habe. Als Mann bin ich sonst recht gut gebaut, aber ich laufe im Sommer und Winter in langen Hosen herum. Gibt es eine Methode um meine Waden dicker zu machen?

DG
Zur Vergrößerung der Waden gibt es Implantate aus Silikon-Gel und elastisch erhärtetem Silikon in verschiedenen Größen. Sie werden in Vollnarkose oder Spinalanästhesie mittels eines kleinen Schnittes in der Kniekehle von ca 3-4 cm, zwischen die Unterschenkelmuskel gelegt. Die Operation ist leider teuer, denn außer dem Operationshonorar von ca 4000-5000 EUR, kommen noch Kosten für Implantate, Narkose und 1-2 Tage Klinikaufenthalt dazu.

grenzen des machbaren

GERÜCHTE

„Michael Jackson hat sich durch bleichende Chemical Peelings im Gesicht von einem Dunkelhäutigen zu einem Weissen umwandeln lassen". FALSCH. Jackson leidet unter einer Krankheit namens „Vitiligo" (Weissfleckenkrankheit), und schminkt sich das Gesicht zusätzlich hell ab.

Schönheitseingriffe haben auch ihre Grenzen. Einerseits durch den derzeitigen Stand unserer Technik, andererseits durch die Grenzen, die wir uns selber im Kopf setzten. Denn was uns gefällt, ist meist das Ergebnis aus Sehnsüchten einerseits, und Beschränkung durch die konservative Einstellung unserer Erziehung und Umgebung andererseits.

Wie oft wünschen sich Menschen ein jüngeres Gesicht, oder eine andere Nase, sind aber mit familiärem Gedankengut wie: „man muss mit Falten alt werden" aufgewachsen und können diese angewölfte Tradition nur mit schlechtestem Gewissen und Unbehagen abschütteln. Andere Patienten kommen mit fixen Vorstellungen oder Bildern von Schauspielern und Models und wollen dieselben Gesichtszüge, Hände oder Figuren haben.

Grundsätzlich ist mehr machbar als Sie denken, nur stellt sich die Frage, ob der hohe Einsatz das Ergebnis lohnt. In jedem Fall sollte der Arzt als

Hilfestellung den Patienten über die Grenzen und Risken seiner gewünschten Behandlung aufklären.

Nehmen wir Cher oder Cindy Jackson als Beispiele. Beide haben ihre Grenzen weit gesteckt. Cindy allein hat sich 38 mal unter das Messer gelegt und alles ausgeschöpft, was die Schönheitsindustrie ihr heute bieten konnte. Das Resultat auf ihrer Webpage ist beachtlich. Auch Cher scheint – vorerst – durch nimmer endende Eingriffe die Jugend gepachtet zu haben.

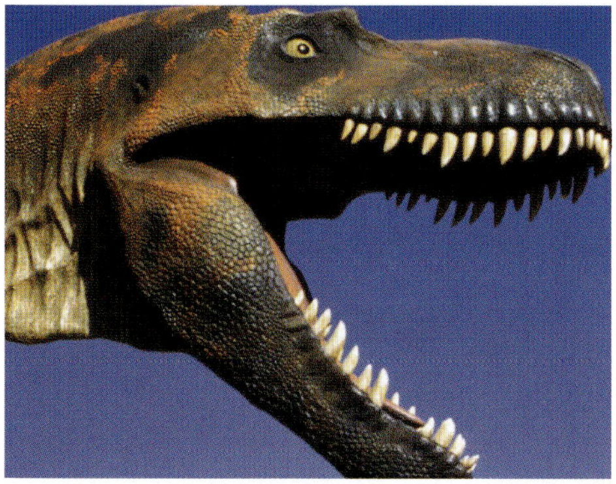

VORHER

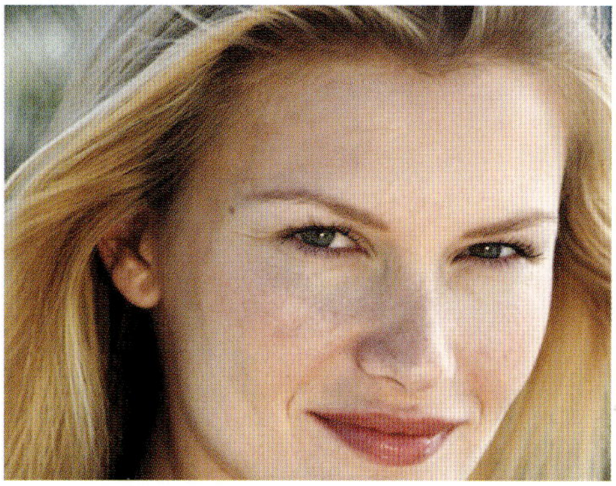

NACHHER

Im Gegensatz dazu hat sich eine Nachbarin von mir andere Grenzen gesteckt. Mit einer riesigen Zahnlücke im vorderen Bereich und strohig abstehenden Haaren denkt sie nicht im Traum daran, ihr Äußeres zu verändern.

Grenzen sind natürlich auch durch die Preise der Schönheitseingriffe vorgegeben. Will man sich keinem Ausverkaufsschnitt mit Dumpingpreisen unterziehen, müssen Sie bei gut ausgebildeten Ärzten für ein kleines Facelifting 4000 €, für einen größeren Busen mindestens

Fotos: Mario Mayer-Pix Agentur

Manche Vorstellungen der Patienten sind nicht durchführbar. Vielleicht einmal später, aber jetzt fehlt uns dazu noch der Zauberstab.

TIPPS

Sind Ihnen Grenzen durch den Preis Ihrer gewünschten Schönheitsoperation gegeben, fragen sie Ihren Arzt, ob er Workshops oder Kongresse organisiert, und „Models" braucht, an denen Ihr gewünschter Eingriff anderen Ärzten vorgeführt wird. Meist müssen diese Patienten nichts, oder nur einen geringen Preis zahlen.

5000 € bezahlen. Cher musste viel in Ihren Leben arbeiten, um sich ihre unzähligen operativen Eingriffe leisten zu können. Aber auch bei ihr wird einmal der Zeitpunkt kommen, wo ihr Kampf gegen das Altern an dem heutigen Stand unserer technisch medizinischen Ausrüstung scheitert.

Fotos: Ordination Dr. Doris Grablowitz

Die Patientin hatte sich folgende Grenze gesetzt: Alles, aber keine großen Operationen. Betrachtet man das Bild und sieht das schöne Resultat, muss man ihr völlig recht geben.

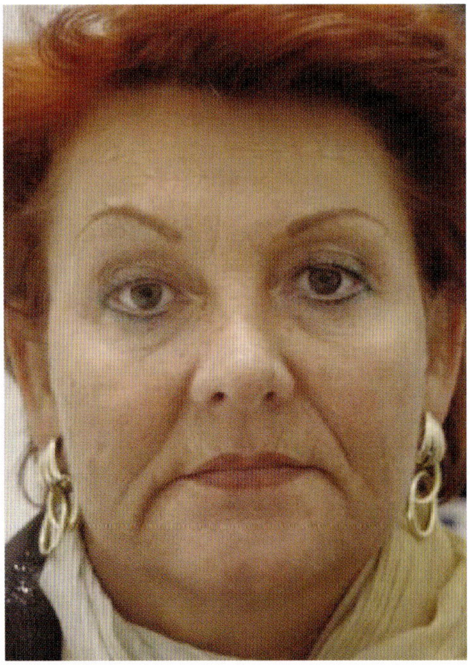

VORHER

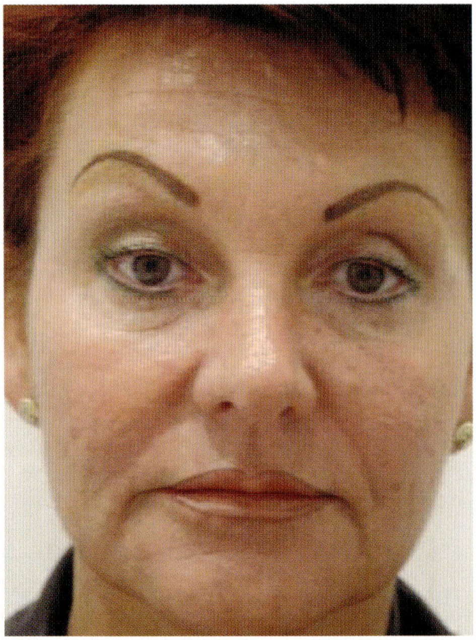

NACHHER

Ich wünschte mir oft bessere Behandlungsmöglichkeiten, aber leider gibt es noch keinen Laserzauberstab. Ich denke dabei an eine Patientin mit einer schön verheilten, aber stark sichtbaren weißen Zick-Zack Narbe, die sich über ihren ganzen Ober- und Unterarm zieht. Mit unseren heutigen Methoden können wir sie noch nicht verschwinden lassen.

Vielleicht wird es schon in 10 Jahren, dank der „Stammzell-Studien“, anders aussehen. Diese Zellen könnten z.B. aus der Nabelschnur jedes Neugeborenen entnommen, aufbewahrt, und bei Bedarf zu neuem Knorpel, Knochen, Haut oder Organmaterial gezüchtet werden. Im Falle des jungen Mädchens könnte man mit einer neue Oberarmhaut ihre narbige ersetzt. Vielleicht werden auf diese Weise schon bald ganze Organe, neue Arme, Beine und junge Gesichter hergestellt werden.

Keine Grenzen sind der Phantasie gesetzt. In der Zukunft kann ich mir Download-Operation mit computergesteuerten Lasermaschinen vorstellen, die unsere Alterungsprozesse im Körper dreidimensional messen, und im nächsten Schritt sofort rückgängig machen können. Auch andere High-Tech Geräte, die bestimmte Idealvorstellungen eines Patienten vorerst am Bildschirm in allen Varianten präsentieren, und danach sofort unblutig und ohne Narbenbildung in die gewählte Form umsetzen können. Vielleicht brauchen wir solche Maschinen auch gar nicht mehr, weil die Menschen zu dieser Zeit durch Klonen bereits ihr Idealaussehen vorbestimmt, und längst das „Alterungs-Gen ausgeschalten“ haben?

MEIN RAT

Wenn Sie nach Südafrika fliegen, um den Kruger-Nationalpark zu sehen, dann lassen Sie sich nicht gleich nebenbei den Busen vergrößern, weil billiger Operationstourismus mit im Reiseangebot steht. Und wenn Sie in Mallorca einen Badeurlaub machen möchten, dann genießen Sie ihn, und schieben nicht eine Fettabsaugung zwischen den Strandtagen ein. Setzen Sie Grenzen. Urlaub ist Urlaub, und Medizin soll seriös bleiben.

WARNUNG

Zeitliche Grenzen sind dem Arzt in seiner Ordination bei der Aufklärung über Risikofaktoren gesetzt. Juristisch ist er verpflichtet, jene Risiken aufzuzählen, die bei mehr als 2-3% der behandelter Patienten vorgekommen sind.

Um ein anderes Beispiel zu wählen: Was kann bei der Straßenüberquerung alles passieren? Normalerweise nichts, wenn Sie schauen und aufpassen. Aber wenn Sie alle ausgefallensten Situationen aufzählen müssten, würden Sie länger als einen Tag brauchen.

PATIENTEN-BRIEFE

Frage von U. F. aus Freilassing

Ich bin 28 Jahre alt, 1,74m groß und habe 59 kg. Mein Traumgewicht wären 56 kg, aber mit den von Ihren empfohlenen Massnahmen alleine, regelmäßigen Sport zu betreiben, und gesund zu essen (mehr Kohlehydrate und fettarme Eiweißprodukte, wenig Süßes, wenig Alkohol), schaffe ich mein Traumgewicht nicht. Was kann ich noch „Gesundes" dafür tun?

DG

In unserer Zeit ist es üblich, dass Frauen hungern. Das Schönheitsideal, das die Medien uns vorlegen, bezieht sich immer weniger auf die Realität. Dies führt dazu, dass die Models immer dünner und unterernährter werden. So wird z.B. die „Miss Amerika" nach Berechnungen von Wissenschaftern immer dünner. Obwohl die Teilnehmerinnen in den letzten 70 Jahren nur um 2 Prozent wuchsen, verloren sie 12 Prozent an Gewicht. Weinen Sie keinen falschen Idealen nach, die nicht natürlich, sondern künstlich von den Medien zurechtgezimmert wurden und genießen Sie Ihre derzeitige Traumfigur.

Frage von L. F., 1040 Wien
Ich habe durch eine Scheidung und starke Gewichtsabnahme eine sehr schlaffe Brust und Bauchdecke bekommen. Dadurch habe ich auch starke psychische Probleme, und traue mich nicht mehr eine neue Beziehung einzugehen. Würde die Krankenkasse eine Straffung der Brust und des Bauches zahlen?

DG
Nein. Scheidung und Gewichtsabnahme sind keine „medizinischen Indikationen". Um ein Beispiel für eine medizinische Indikation zu geben: Der Hängebauch wäre riesig, zwischen Hautlappen und dem Bauch wäre eine feuchte, eitrige Pilzinfektion entstanden (laufendes Scheuern und Schwitzen bieten ideale Voraussetzungen), die bei einem zusätzlich bestehenden, schlecht einstellbaren Blutzucker und trotz mehrmaligen Spitalsaufenthalten mit Infusionen nicht mehr heilt. Die Infektion breitet sich aus und gefährdet den Allgemeinzustand. In diesem Fall muss die Ursache beseitigt werden, der Chefarzt die medizinische Indikation bestätigen. Auch die Krankenkasse muss Grenzen setzen.

gefahren und risken bei schönheitseingriffen

GERÜCHTE

„Jede Operation gilt als Körperverletzung!". RICHTIG. Sie ist juridisch gesehen nur deswegen nicht strafbar, weil der Patient einwilligt.

„Der Patient hat Anspruch auf einen Behandlungserfolg". FALSCH. Der Arzt muss die Behandlung (nur) nach bestem Wissen und Gewissen ausführen.

Die Ästhetische Medizin ist eine Kunst, bei der kein Spielraum für Fehler vorhanden ist. Der gesunde Patient will sich verschönern lassen, und nichts anderes.

Wer schön lebt, lebt gefährlich. Keine Frage, dass eine herabfallende Gewichtsstange im Fitnessstudio mehr verletzen kann, als der herabfallende Kugelschreiber beim Lösen eines Kreuzworträtsels. Keine Frage, dass Schönheitsspritzen oder Skalpellschnitte in einem Gesicht mehr anstellen können als Kaviarcremes und Gurkenmasken.

Immer wieder fragen mich Patienten vor Schönheitsbehandlungen: „Kann mir etwas dabei passieren?" „Theoretisch Ja", antworte ich dann, „denn es gibt keinen Eingriff ohne Risiko".

Praktisch sollte jeder Arzt bemüht sein, mögliche Komplikation zu vermeiden und alle Gefahren auszuschließen. Der Erfolg eines Schönheitseingriffes hängt aber letztendlich nicht nur von seinem Können oder

Wollen ab, sondern auch von anderen Faktoren, wie der Effektivität seiner Instrumente, seines Managements, der Mitarbeit des Patienten und - wie immer im Leben - leider auch von unvorhergesehenen Situationen.

Trotzdem bleibt das Wichtigste die Wahl des Schönheitsarztes. Für jede Fachrichtung der Medizin gibt es eine anerkannte Ausbildung mit Abschluss, nur für den ästhetisch interessierten Mediziner nicht. So ist man als Patient darauf angewiesen, dass sein Spezialist eine ausgezeichnete, private ästhetische Ausbildung und viel Erfahrung vorweisen kann, durch laufende Weiterbildung immer auf dem neuesten Stand ist, und das modernste Zubehör für ästhetische Eingriffe besitzt. Ein Schild „Ästhetische Eingriffe“, ein paar Kongresse und Wochenendkurse machen noch keinen Schönheitsarzt aus. Auch setzt eine Fachbezeichnung z.B. „Augenarzt“ nicht voraus, dass dieser eine Ausbildung für Lidoperationen im ästhetischen Bereich besitzt, oder „Plastischer Chirurg“ nicht, dass dieser perfekte Gesichtsliftings operieren kann. Auch viel Werbung sagt nichts über das wirkliche Können

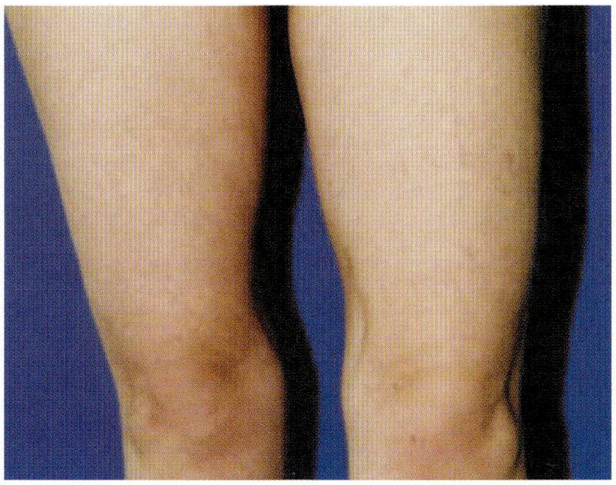

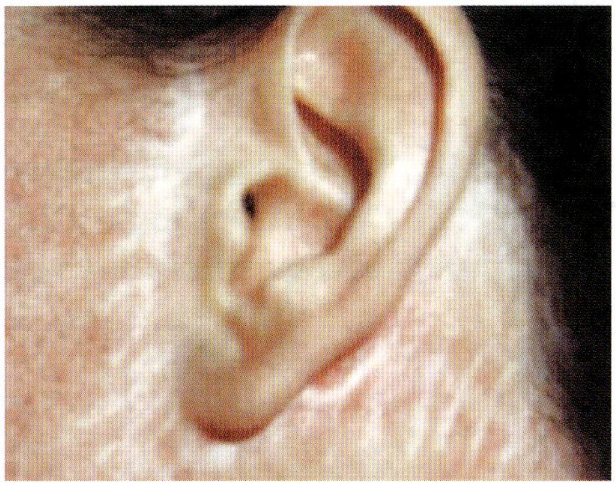

Fotos: Leihbilder

Wollen Sie eine Fettabsaugung, oder ein Facelifting durchführen lassen, suchen Sie bitte einen Chirurgen auf, der eine ästhetische Ausbildung mit langjährigen Erfahrungen aufweisen kann. Wenn nicht, kann so etwas passieren!

eines Arztes aus. Der interessierte Patient sollte auf gute Mundpropaganda hören, sich nach den Qualifikationen des Arztes erkundigen und möglichst viele der von ihm Behandelten anschauen.

Aber nicht nur der Arzt, auch der Patient trägt viel zum Erfolg eines Eingriffes bei. Gefährlich wird es, wenn er sich weder um die nachoperativen Regeln, noch um die Hygiene kümmert:

Mäht nach einem Phenolpeel (striktes Sonnenverbot) in der Mittagshitze den Rasen („wer hätte es denn sonst machen sollen").
Ergebnis: Starke Gesichtsverbrennung.

Fliegt nach einer Venenverödung nach Bangkok („ich hab`s Ihnen nicht gesagt, weil Sie mich dann nicht verödet hätten").
Ergebnis: Kein Erfolg.

Lässt den vom Garten erdigen Hund auf der frischen Operationswunde liegen („er schlaft immer bei mir im Bett").
Ergebnis: Wundinfektion.

Agiert nach der Brusthebung lebhaft leichtsinnig ohne Verband und wichtigen Stütz-BH („ich habe ihn eben erst kennengelernt, er war soo süß").
Facit: Narbenriss.

Bei Jugendlichen ist besondere Vorsicht geboten. Um wie ihr Idol auszusehen, wünschen sich 14 Jährige heute statt Popkonzertkarten, Brüste wie Britney Spears und Lippen wie Pamela. Um größtmögliche Risiken auszuschließen, sollten Ohrenoperationen erst ab dem 5 Lj., Nasenkorrekturen und Fettabsaugungen erst ab dem 16. Lj, und andere Schönheitsoperationen grundsätzlich erst ab dem 18.Lj., wenn das Wachstum

TIPPS

Suchen Sie für chirurgische Schönheitseingriffe (Brust-, Bauchoperationen, Venenoperationen, Faceliftings etc.) bevorzugt Ärzte aus den chirurgisch medizinischen Fächern, für Eingriffe an der Haut (Chemical Peel-ings, Laserabtragungen, Unterspritzungen, Verödungen, etc.) bevorzugt Hautärzte auf. Auf keinen Fall Nichtmediziner aus dem kosmetischem Bereich. Voraussetzung ist, dass Ihr Wunscharzt eine ästhetische Ausbildung besitzt.

weitgehend abgeschlossen ist, durchgeführt werden.

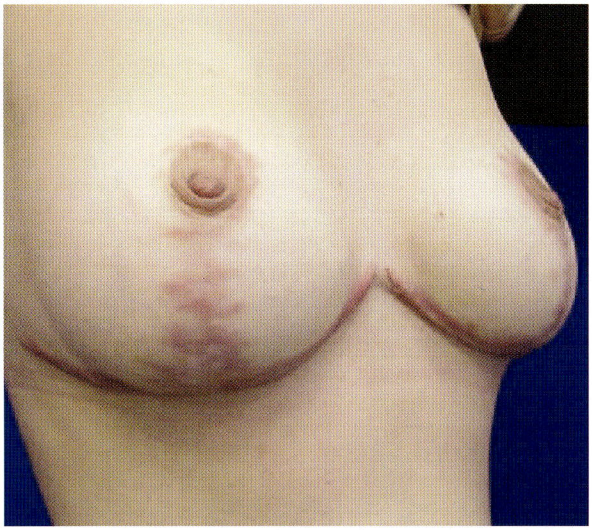

Wenn aber alle Faktoren stimmen, der Arzt und die Aufklärung perfekt, das Instrumentarium und Management modern und effektiv sind, und der Patient alle nachoperativen Regeln bemüht befolgt, sollten – fast – alle Gefahren ausgeschlossen sein.

WARNUNG

Finger weg, von Dumpingpreisen und Billigkliniken im Ausland. Nicht nur, dass in manchen Ländern ungeprüfte Substanzen (Implantate, Füllmaterial, etc.) bei Schönheitsbehandlungen verwendet werden, bei misslungenen Eingriffen im Ausland haben Sie so gut wie gar keine Chance, Schadenersatzansprüche durchzusetzen.

Mein Rat:

Wenn Sie mehrere Meinungen zu Ihrem Problem eingeholt haben, und sich fragen, welchem der Schönheitsärzte Sie sich nun anvertrauen sollten, – unter der Vorraussetzung, dass diese alle erfahrene, ästhetisch erstklassig ausgebildete Ärzte sind –, dann lassen Sie auch Ihr Gefühl sprechen. Nicht jeder Arzt ist für jeden Patienten der unbedingt ideale. Oft wählt man instinktiv den Richtigen aus, nämlich den, der Ihr Problem mit Ihren Augen sieht, und es auch in Ihrem Sinn behandelt.

PATIENTEN-
BRIEFE

Das ist die häufigste Frage, die von Lesern in unzähligen Briefen an die KRONE immer wieder gestellt wird. WIE FINDE ICH MEINEN SCHÖNHEITSARZT ?

DG

Bis jetzt gibt es keinen „Facharzt für ästhetische chirurgische Eingriffe“ und keine Ausbildung dazu. Jedoch gibt es Fächer, die im Wesen ihrer Grundausbildung die Grundlagen für eine Weiterausbildung zum ästhetischen chirurgischen Mediziner bieten, wie z.B. plastische Chirurgie, allgemeine Chirurgie, HNO, Augen. Diese Fächer sind geeignet, auf ihrem Basiswissen eine vernünftige Ausbildung für ästhetische Medizin anzuschließen und beim Auftreten von Komplikationen diese operativ zu beherrschen. In keinen Fall gilt dies für den konservativen Teil der ästhetischen Medizin, wie Unterspritzungen, Permanent Make up, Schäl- und Laserbehandlungen der Haut. Hier ist keines der chirurgischen Fächer geeignet ein Basiswissen zu vermitteln, hier sollte ein Hautarzt mit ästhetischer Ausbildung zur Behandlung aufgesucht werden. Vorraussetzung für einen ästhetischen Mediziner sind jedoch nicht nur profunde, seriöse Ausbildung (meist im Ausland, oft sehr teuer) und jahrelange Erfahrung, sondern auch ein ästhetisches Empfinden, um das Gelernte auch „schön“ umsetzen zu können. Um also Ihren perfekten Schönheitsarzt zu finden, sollten Sie sich weniger von bezahlten Werbeartikeln, oder Reklame-

Broschüren von gut organisierten Vereinigungen beeindrucken lassen, sondern mehr auf Mundpropaganda hören, sich behandelte Patienten anschauen und bei einem Erstberatungsgespräch Ihre eigene Meinung bilden. Bitte vergessen Sie auch nicht, dass die Zusatzbezeichnung „Ästhetisch" auf Arztschilder oder bei medizinischen Gesellschaftsbezeichnungen SELBST gewählt ist, und keiner Prüfung bedarf.

•••••••••••

Frage von E. T. aus Radstadt
Ich habe mir die Oberschenkel auf Anraten einer Freundin in einer Klinik im Ausland absaugen lassen. Bei ihr ist alles gut gegangen, bei mir nicht. Dort wo abgesaugt wurde, sind Vertiefungen, richtige Dellen entstanden. In die Klinik will ich nicht zurück, wer kann mir jetzt helfen?

DG
Bei einer misslungenen Schönheitsoperation, die im Ausland durchgeführt wurde, haben Sie selten Chancen zu einem Schadenersatz, in welcher Form auch immer, zu kommen. Suchen Sie einen österreichischen Arzt mit langjähriger Erfahrung auf, damit dieser ein „Liposhifting" (mit der Nadel wird Fett von Regionen mit größerer Fettansammlung zu den Regionen mit der Dellenbildung verschoben) durchführen kann.

Erklärungsübersicht von Fachbegriffen

AHA	Fruchtsäuretherapie mit Alphahydoxysäure
Aknezysten	Durch Akne bedingte, mit Flüssigkeit gefüllte Hohlräume
Altersflecken	Bei älteren Menschen auftretende, bräunliche Flecken, meist von der Sonne
Amalgan	Quecksilberlegierung zur Zahnfüllung
Anästhesiecreme	Aufhebung der Schmerzempfindlichkeit auf lokalen Stellen mit einer Creme
Aptos	Fäden zum Straffen
Ästhetisch	Geschmackvoll, stilvoll und ansprechend
Augenlifting	Kleiner chirurgischer Eingriff zur Straffung des Ober- oder Unterlids
Bakterium	Einzellige Lebewesen in Stäbchenform
Besenreiser	Erweiterte kleinste Äderchen, dicht unter der Haut
BHA	Betahydoxysäure
Bindegewebsschwäche	Schwaches Körpergewebe, das die Organe mit ihrer Umgebung verbindet
Blue–Peel	Chemical Peeling mit TCA und blauer Farbe
Bodypeeling	Körperreinigung durch Schälung
Body-Wrapping	Wickeltechnik mit Extrakten für straffes Gewebe
Botolinum Toxin	Medikament, das Muskelkontraktionen reduziert. Zum Glätten von Mimikfalten eingesetzt
Chemical Peeling	Tiefenreinigender, schälender, straffender Prozess mit ätzenden Mitteln unter ärztlicher Aufsicht
Embolien	Körpereigene od. fremde Substanzen, die sich mit dem Blutplasma nicht homogen mischen
Endoskop	Instrument zur Untersuchung von Körperinnenräumen
Essenzen	Konzentrierte Lösungen
Facelift	Gesichtsstraffung
Farbpigmente	Im Körper auftretende Farbstoffe, z B. Melanin
Fettschürze	Überschüssiger, ausgedehnter Hautlappen am Bauch
Fettzellendepots	Große runde Zellen im Fettgewebe
Fixmaterial	Substanz, die für immer im Körper bleibt
Fledermausarme	Hängende, schlaffe, faltige Haut an den Oberarmen
Fluoridierung	Aufbau mit Fluor zur Kariesprophylaxe
Furunkel	Akut-eitrige Entzündung eines Haarbalgs und seiner Talgdrüse
GA	Glycolsäure
Glycolsäure	Säure vom Zuckerrohr gewonnen, kleinste Moleküle, dringt tief in die Haut ein
Goldfäden	Für chirurgische Eingriffe zum Einlegen und Straffen
Herpes simplex	Virusinfektion, die auf der Haut oder den Schleimhäuten zu Bläschenbildung führt
Hollywood-Peel	Straffende, kosmetische Schälung der Haut
Hormone	Drüsenstoffe des Körpers
Hormonstatus	Aktueller Stand der Drüsenstoffe durch Blut- oder Speichelabnahme

Hypomastie	Unterentwicklung evtl. auch Fehlen der Brust
Implantat	Körperfremder Stoff oder Teil, zum Einsetzten in den menschlichen Körper gedacht
Jontophorese	Starre Stromtherapie, um Wirkstoffe einzuschleusen
Kirena	Manuelle Stromtherapie, um Wirkstoffe einzuschleusen
Kochsalzlösung	Isotonische Flüssigkeit
Kollagen	Füllmaterial mit unterschiedlicher Haltbarkeit
Kompression	Druck(entlastung) durch Langzugbinden oder Strümpfe
Krähenfüße	Fältchen um den Augenbereich
Krampfadern	Erweiterte an der Oberfläche liegende Venen
Kryotherapie	Behandlung mit tiefen Temperaturen
Laser	Ein elektro-optisches Gerät zur Bündelung von Lichtstrahlen
Liposculpture	Modellierung des Körpers durch Fettabsaugung
Lymphflüssigkeit	Flüssigkeit, die Eiweißkörper, Kohlenhydrate, weiße Blutkörperchen, jedoch keine roten enthält
Maskenhaft	Ein nicht wechselnder Ausdruck im Gesicht
Melatonin	Hormon aus der Zirbeldrüse
Mixturen	Arzneimittelzubereitung durch Mischen von verschiedenen Substanzen
Moleküle	Die kleinste Einheit einer chemischen Verbindung
Nassmethode	Lokale Flüssigkeitsanästhesie um Vollnarkose zu sparen
Nonablativ	Nicht hautabschälend
Permanent	Ununterbrochen, bleibend
Phenol	Starke Peelsubstanz, Destillationsprodukt aus Steinkohle gewonnen
Salicylsäure	Eine Beta-Hydroxy-Säure, Peelsubstanz
Schälungsphase	Prozess, bei dem sich die alten, abgestorbenen Hautschuppen lösen
Schönheitspioniere	Wegbereiter auf dem Wissensgebiet der Schönheit
Schröpfen	Durch eine Saugglocke wird das Blut an die Haut gesogen und durchblutet die behandelten Stellen
Schwefel-Wismutpuder	Desinfizierendes, gelbes Puder zur Nachbehandlung von starken chem. Peels
Silikon	Siliziumkohlenwasserstoffverbindungen für Implantate
Silklightgerät	Vakuum-Ansaugesystem zur Straffung des Gewebes
Substanz	Bestand und Beschaffenheit eines Materials in flüssiger oder fester Form
Tattoos	Tätowierung. Durch Nadelstiche werden Farbstoffe in die Haut eingebracht
TCA	Trichloressigsäure, Peelsubstanz
Thrombose	Akuter Verschluss der Vene
Tumeszenztechnik	Nassmethode, siehe oben
Varize	Krampfader
Venengeflechte	Netzartige Venenverschlingungen
Verödung	Eine Flüssigkeit wird in die Krampfader zwecks Verklebung injiziert
Vitamin A Säure	Durchblutet, reinigt und löst Hautschüppchen, baut Kollagen auf
Wimpernkranz	Stelle am Lidrand, aus dem die Wimpern wachsen
Zahnfleischtaschen	Durch Zahnfleischentzündung bedingte taschenartige Vertiefungen

Ungefähre Höhe der Behandlungskosten

APTOS Fäden, pro Sitzung ca. 500-1000 €, ein paar Sitzungen nötig
Augenringe unterspritzen: ab 350 €
Bauchdeckenplastik: ab 3500 € plus Klinikaufenthaltskosten
Bodypeel mittelstark: 120-250 € / Bodypeel stark: 200-1200 € / Bodypeel zart: 50-130€
Botoxinjektion: 300-400€ / Areal
Brustvergrößerung: zwischen 5000-8000 €, je nach Operateur und welche Implantate
$C0_2$ Laser abgeschwächt oder Kombinationslaser: Ganzes Gesicht 1500-2200 €, Teilbereiche ca. 500-700 €
C02 Laserbehandlung stark: Ganzes Gesicht:2500 -3500 €, Teilbereiche ca.1400 €
Cellulolipolyse: 60-90 € pro Sitzung (je nach Gerät), 6-8 Sitzungen
Chemical Peelings: 50-3000€ (je nach Stärke)
Eigenfett absaugen, aufbereiten, Fettdepot anlegen: 500-800 €
Eigenfettspritze injizieren 150-400 €
Endoskopische Brustvergrößerung: ab 7000 €
Endoskopische Gallenblasenoperation: zahlt KK
Endoskopisches Stirnlift: ab 3000 €
Facelift groß: ab 7200 € / Facelift klein: ab 3500 €
Fettabsaugung: ab 2000-3500 € pro Areal, abhängig von Arealgröße
Fixe Gele zum Unterspritzen: 400-800 €
Flächig spritzbare Hyalurone: 2-3 Sitzungen a` 250-500€
Frisches Eigenfett oder eingefrorenes, aufgetautes ist im Preis gleich
Gastric banding: 7000-10000 €
Geheimratsecken: 500€ Vorbereitung, Anästhesie + 1500 € Haarimplantate
Goldfäden: z.B. im Gesicht ab 2600 €, am Hals ab 2000 €
Gore Tex Fäden ab ca. 1000 € (z.B Lippe) bis 2000 € (z.B. Halsstraffung mit Gore Tex Schlinge)
Haarsträhnchen einschweissen: Je nach Länge 5- 10 €, leichte Haarteil Anfertigung ca. 250 €
Hormontherapien mit Strom: 50 –100 € pro Sitzung, (je nach Arealgröße) mehrere notwendig
Hüftabsaugung: ab 2200 €
Hyaluronpräparate, 1-2 Jahre haltbar, 350-500 € / Hyaluronpräparate, ca halbes Jahr haltbar 250-300 €
Hydrogele: 500-900 €/ Ampulle
Jontophorese: 50-100 €, mehrere Sitzungen nötig
Kirena: ab 80 €, mehrere S.n.
Kliteroplastie: 7.000-12.000 €
Kollagenpräparate, ca halbes -1 Jahr haltbar 00-500 €
Kollagenpräparate, viele Jahre haltbar 500-600 €
Kombinationspeels je nach Substanz : ab ca. 450 €
Komedo-Entfernung: 30-100 €
Kopfhaarimplantation: ca. ab 2000 €
Kryotherapie, mehrere Sitzungen nötig: 20-100€
Laser, die keine Haut abtragen, mehrere Sitzungen: 120-1800 €
Lunchpeels: 50-200 €
Lymphbehandlungen, Ultraschall: 40-80 € pro Sitzung, abhängig von Arealgröße
Mikroabschleifungen medizinisch: 70-150 €
Milchsäurepräparate 250-350 €
Nasenkorrektur: ab 2500 €+ Honorar vom Narkosearzt

Normale Aknetherapie wird von der Kasse (Hautarzt) übernommen.
Oberarmabsaugung, amb.: ab 2000 €
Oberarmstraffung ambulant: 2500- 4500 €, je nach Aufwand
Oberschenkelinnenabsaugung, amb.: ab 2500 €
Oberschenkelstraffung: ab 5000 € , dazu Kosten von Klinikaufenthalt 1-2 Tage und Narkosearzt
Penisvergrösserung Eigenfett: ab 2000 €
Penisverlängerung: ab 1800 €
Permanent Make up Braue, Augenlid, Lippe: ab 600-1000 €
Phenolpeels: von ca. 1600 € bis ca. 2500 €
Piercing: ab 150 €
Schälcremen mit Glycolsäure vom Arzt: ca. 20-60 € monatlich
Silklight/Endermologie: 60-120 € pro Sitzung (je nach Gerät, Zeit), 6-8 Sitzungen
Skinmaster mit Laser: ab 150 €, mehrere Sitzungen
SMAS-lift": 3500 – 5000 €
TCA Peels: von ca. 120 € bis ca.2200 €, je nach Stärke
Tränensäcke: ab 2000€
Treppensteigen: 0€
Unterlider, Oberlider OP:, je ab 2000 €
Unterspritzungen von Narben: ab 200 € (n.A. und Material)
Zahn-Compositefüllungen (Kunstoff): 100-150 €
Zahn: Plastikschienen-System: ab ca. 2500 €
Zähne-Keramikfüllungen: ab 300 €
Zähne: Veneers: ab 800 €/Stück
Zahnprophylaxe-Sitzung: ca.100 €
Zahnspange: Behandlungsjahr ca.1800 €
Zornesfalte: 360 €
Zuckerpräparate: 300-400 €/ Ampulle

Die im Buch aufliegenden Leserbriefe stammen von Menschen, die wegen ihrer Probleme bei mir um Rat nachgefragt haben.

Anfangsbuchstaben oder Wohnorte wurden aber verändert, damit niemand aufgrund der Problematik erkannt und darauf angesprochen werden kann.